Jutta Streng

Dein Physio-Code® - 1

Jutta Streng

Dein Physio-Code®

Selbsthilfe bei Kopfschmerz

Verlag:
BoD · Books on Demand GmbH, In de Tarpen 42, 22848 Norderstedt
Druck:
Libri Plureos GmbH, Friedensallee 273, 22763 Hamburg

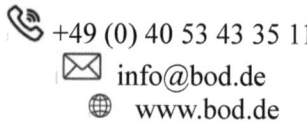 +49 (0) 40 53 43 35 11
✉ info@bod.de
🌐 www.bod.de

Autorin:
Jutta Streng,
Diplom - Physiotherapeutin, Master of TCM
🌐 www.pab-streng.de
Mülheim

Cover - Gestaltung und Kopf - Abbildungen:
Natalija Usakova
Künstlerin
🌐 www.natalijausakova.com
Mülheim

Sonstige Abbildungen:
🌐 www.stock-adobe.com
Dublin/Irland
🌐 www.eyecatcher-communications.de
Ute Nowak, Duisburg

Fachliche Abbildungen zum Physio-Code®:
Jutta Streng

ISBN: 978-3-7597-9509-0

Für meine Sportmädels

Inhalt

Ein paar Worte vorweg

Liebe Kopfschmerzgeplagte!

Dieses Buch entstand noch in demselben Jahr der Veröffentlichung meines Fachbuches „Der Physio-Code® - Moderne Faszientherapie mit der TCM auf den Punkt bringen - Ein Handbuch für die Praxis". Dort stelle ich die wichtigsten klassischen Theorien und einige Praxisbeispiele für euch zusammen, um die moderne Faszientherapie mit der traditionellen chinesischen Sichtweise zu Wohlbefinden, Beschwerden und Erkrankungen in eine moderne Methode zu integrieren. Darin auch enthalten sind ganz praktische Anwendungen zum Selbstüben mit der Physiopressur, dennoch eher konzept -, weniger krankheitsorientiert. Schon vorausschauend, dass daraus eine ganz praktisch ausgerichtete Serie von kleinen Handbüchern folgen wird.

Diese schlussfolgernde Serie haltet ihr nun mit dem ersten Band in der Hand. Den Serientitel „Dein Physio-Code®" werdet ihr wiederfinden mit den unterschiedlichsten Krankheitsbildern. Die Serie wird euch trotz oder wegen eurer Handicaps eine Reise zu eurem Inneren ermöglichen. Sie ist ganz praktisch darauf ausgelegt, mit der Physiopressur von außen, das Innere zu harmonisieren. Die Übungen sind eine Hilfe zur Selbsthilfe.

Im ersten Band nun, geht es inhaltlich um den Kopfschmerz. Wie ihr wahrscheinlich am besten wisst, ist dieses Krankheitsbild häufig unterschätzt, sowohl von dem Leid, was es verursacht, als auch von den Möglichkeiten der Selbstregulierung. Das veranlasste mich, es als erstes in die Serie aufzunehmen. Als nicht zwingend Fachkundige könnt ihr nun in euren Möglichkeiten sofort „selbst" und „jetzt" etwas tun. Versprochen.

Ihr habt gemerkt, dass ich in diesem Handbuch zum „Du" übergehe, um es für euch natürlicher und persönlicher zu gestalten. Euer Wohlergehen liegt mir sehr am Herzen.

In diesem Sinne verbleibe ich fasz - Qi - niert in meinem Flow.

Eure Jutta

1 Fahndung frei für drei TCM - Kopfschmerzarten

Im Physio-Code® geht es immer darum, deinem Schmerz oder deinen Beschwerden auf den Grund zu gehen, sie zu entschlüsseln. Dazu bedarf es in erster Linie der Natur. Wie der Name „physio" aus dem griechischen „physis" für „Geburt", „Natur", „Welt" verspricht. Dein Naturell ist darauf ausgelegt, auf medizinische Diagnostik und Therapie unserer Zeit zu vertrauen aber auch darauf, eigenständige Nachforschungen und Handlungen zur Schmerzlinderung oder gar Heilung unternehmen zu können. Vertraue deinem Körper, er ist immer verbunden mit der Natur im Außen wie im Innen. In Anlehnung an die traditionelle chinesische Medizin (TCM), gebe ich dir hier ein Handwerkszeug mit, mit dem du dein Gespür für deine innere Natur wecken kannst. So kannst du eigene Forschungen anstellen, um deinen Schmerzen, wie hier deinen Kopfschmerzen, selbst etwas zu entgegnen. Versuche deinen Kopfschmerz nicht als Übel, sondern als Chance zu verstehen, Veränderungen in dir zu bewirken, Ordnung anzustreben. Dabei ist Pragmatismus gefordert, wie in einer kriminologischen Untersuchung. Darum: „Fahndung frei für deinen Kopfschmerz". Die TCM hilft dir dabei, es übersichtlich zu halten. In der Fülle von individuellen Kopfschmerzen vermittelt die TCM nämlich lediglich drei überschaubare, zusammengefasste Arten. Schau selbst, ob du dich darin wiederfindest.

Kopfschmerz ist ein Problem unserer Zeit. Es soll sich hier weniger um die akuten, erklärbaren Kopfschmerzen handeln, die unmittelbar nach einer aktuellen traumatischen Verletzung auftreten, nach einem operativen Eingriff oder nach Drogenkonsum mit Katergefühl des folgenden Tages. In „Deinem Physio-Code®" geht es um den chronischen Kopfschmerz. Hast du bereits einen Leidensweg von mindestens drei Monaten hinter dir? Oder bist du bereits auf dem Weg dorthin in der Diagnostikschleife? Bestenfalls bist du also bereits in medizinischer Betreuung, damit ernsthafte medizinische Ursachen ausgeschlossen werden können. Manchmal kommt Kopfschmerz aber auch ganz ohne erklärbaren Anlass (ideopathisch) vor, manchmal tritt er als Folge von Kindheits- oder Erwachsenentraumata auf. Unfälle aus deiner Vergangenheit, ein Fahrradsturz oder andere risikobedingte Verletzungen, beispielsweise beim Sport oder im Straßenverkehr, können in deinem Körper diese Unordnung hervorgerufen haben. Manchmal ist Schlafmangel oder Stress die Ursache, manchmal auch falsche Ernährung. Die Gründe können also vielfältig sein.

Es resultieren aus der westlichen Diagnostik mindestens 150 verschiedene Kopfschmerzarten. Dazu zählt auch der seit geraumer Zeit diskutierte Medikamenten Missbrauch Kopfschmerz bei Migräne (Medication Overuse Headache, MOH - Studien: Corbelli et al 2018, Diener et al 2020, Yen - Feng Wang et al 2024 etc., veröffentlicht im European Journal of Neurology). Also der Kopfschmerz, der mittels Medikamente eingedämmt werden soll und durch selbigen Gebrauch sich unterhält oder gar verschlimmert. Viele meiner Klient*innen, vornehmlich weiblich, stecken in diesem Dilemma fest und können nicht mehr. Sie wollen nicht mehr so weiter machen. Als aufmerksame und erfahrene Naturalistin, schaue ich mir dann ihren Kopf- schmerz genau an. Wir kommen dann gemeinsam zu dem Ergebnis, dass Kopfschmerz wirklich sehr individuell ist. Für mich bestehen so viele verschiedene Kopfschmerzarten, so viel wie es Menschen auf der ganzen Welt gibt. Dabei sind die ärztlichen Diagnosen, ob orthopädisch auch kieferortho- pädisch, neurologisch, endokrinologisch, onkologisch etc. stets wegweisend. Die TCM - Diagnostik handelt seit circa 3000 Jahren übersichtlicher. In der TCM - Diagnostik lassen sich anhand der Symptome alle individuellen Kopf- schmerzen in drei Kopfschmerzarten unterteilen. In der TCM - Therapie wird dann versucht, das Individuum dabei mitzunehmen, selbst etwas dagegen zu unternehmen.

Die medizinische Ursachenforschung ist oft langwierig. Davon lasse dich nicht abschrecken. Dieses Buch vermittelt dir, bei deinem Kopfschmerz selbst aktiv werden zu können und zu müssen, sofort. Dein Kopfschmerz ist eine an die Oberfläche geratene Unordnung in dir. Egal welcher Ursache, er ist ein Ruf nach Veränderung. Ohne Selbsthilfe kann keine Veränderung passieren, kann sich keine Ordnung finden. Die Medizin, also chemische Hilfsmittel und andere Hilfe von außen sind unumgänglich und wertvoll, aber ohne deine Eigeninitiative verändert sich nichts Grundsätzliches in deinem Innen. Dies soll keinen Ideologiestreit vom Zaun brechen, sondern ist tatsächlich eine alte tibetische Weisheit, die mehr und mehr offenkundig wird in unserer durch Abhängigkeiten bestimmten Zeit.

Du kannst dich in alle nötigen Abhängigkeiten begeben und gleichzeitig in deinen Möglichkeiten selbst aktiv werden. Du kannst mit Hilfe dieses Buches einfach lernen, deinen Kopfschmerz selbst einzuordnen: „wie schmerzhaft ist er jetzt, wie und wo zeigt er sich heute?" An Hand der drei klassischen Meridian - Verläufe von, vereinfacht gesprochen, dem Magen -, Blasen -, und Gallenblasen - Hauptmeridian, lernst du deinen Schmerz zuzuordnen und ihn zu behandeln. Ganz so wie es in der TCM in China gelehrt wird. Der Physio-Code® versucht dir das oft komplexe medizinische Wissen der TCM, für den Hausgebrauch zugänglich zu machen. Du brauchst aber nicht zu tief in die Theorie der TCM einzudringen, sondern dein Ziel dabei ist, die TCM einfach zu halten. Daher verzichten wir auch auf die Analyse zu „Fülle" oder „Lehre" oder andere TCM - theoretischen Hintergründe. Die dürfen weiter die Profession leiten. Für die Physiopressur im Physio-Code® können wir gerne darauf verzichten, da sie für die Praxis unerheblich sind. Ob Fülle oder Leere etc., die praktischen Übungen, die in der Therapie daraus resultieren, sind die gleichen. Und in der Analyse lassen wir uns vom Schmerzort lenken.

Die chinesische Medizin vermittelt bereits seit Jahrtausenden eine Hilfe zur Selbsthilfe. Selfcare (engl. *selfcare* Selbstfürsorge) versus Hilflosigkeit. Physiopressur versus Medikation? Nicht dogmatisch „entweder - oder", sondern integrativ wollen wir denken und handeln. Das hat sich bewährt.

Zur Unterstützung findest du drei Videos auf YouTube „Von den Punkten zu den Sternen - zum Mitmachen. Sensation 2 bis 4". „Von den Punkten zu den Sternen" ist dabei das Motto bei jeder soliden Bearbeitung von Energiepunkten wie der Physiopressur, einer modernen Version der Akupressur, zu Beschwerden jedweder Art. Mit dem Blick Richtung Sterne schärfen wir dein Bewusstsein für die natürlichen, universellen Kräfte. Die uns umgebende Energie wird dir vom Universum geschenkt. Lade sie dir herunter, wie hier bei Kopfschmerz. Sie bringt dich wieder in Ordnung.

Es sind drei Videos, in denen wir die drei klinischen Kopfschmerzarten der TCM auf den Punkt bringen. Mit den Videos zu Sensation 2 bis 4 in Kombination mit diesem Buch, bekommst du die Möglichkeit mit deiner Art Kopfschmerz zu üben. Damit findest du zurück, nicht nur zur Schmerzlinderung, sondern auch zu einer Harmonie in dir. Du trägst damit selbst etwas zu deinem Training, zu deiner Heilung und deiner Resilienz bei (s. Abb. 1).

Du kannst dir selbst die Energie für deinen Kopf, gegen deinen Schmerz, vorbeugend oder kurativ, aus der Kraft des Universums herunterladen, indem du die entsprechenden Akupunktur - Punkte öffnest. Das geschieht ganz ohne Nadeln, ganz ohne Risiken und Nebenwirkungen und ganz ohne einen von außen aufgedrückten Terminkalender. Du hast es selbst in der Hand. Genieße deine Selbstfürsorge.

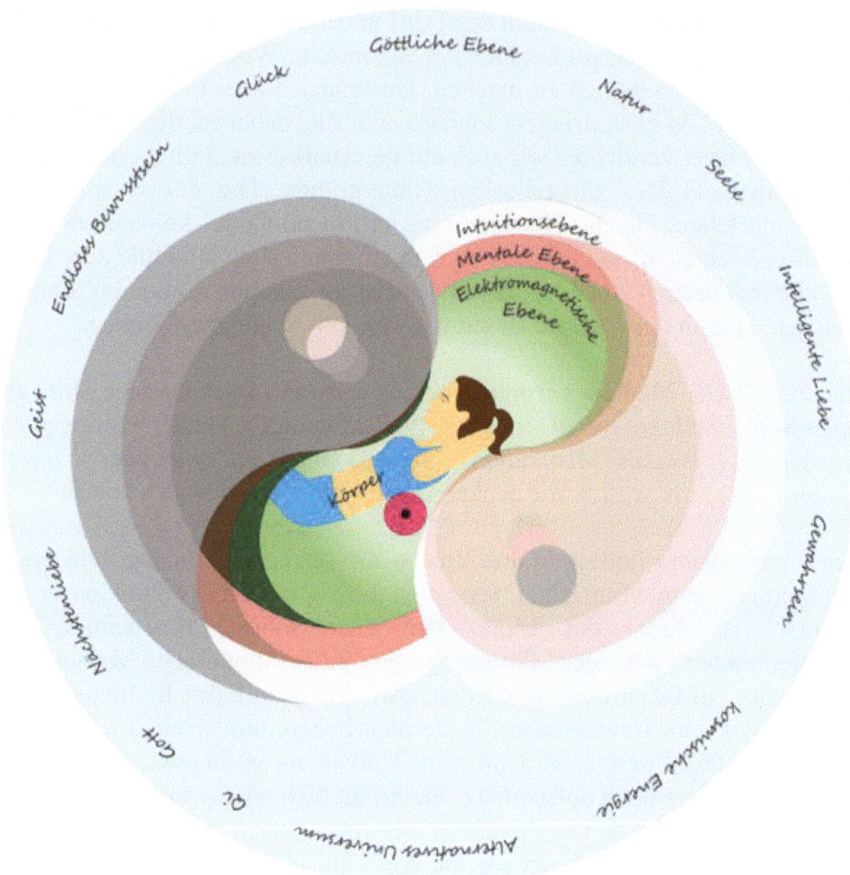

Abbildung 1: Die fünf Physio-Code® Ebenen für Training, Heilung, Resilienz

Die drei Kopfschmerzarten werden in den Erläuterungen zu den Sensationen 2 bis 4 hier genau analysiert und behandelt (s. Kap. 4 bis 6). Wir sprechen von Sensation, weil du dich auf alle fünf Ebenen für Training, Heilung und Resilienz, der Körperebene, der elektromagnetischen Ebene, der mentalen Ebene, der Intuitionsebene und der Seelenebene (s. Abb. 1) besinnen kannst. Das meint, dass du all deine Sinne (latein. *sensus* Gefühl, Verstand und *sentire* empfinden, fühlen, mit den Sinnen wahrnehmen; bedeutet ein auffälliges, Aufsehen erregendes oder außergewöhnliches Ereignis) während der

Übungen nutzt, damit die fünf Ebenen in und um dich herum sich entfalten können. Das außergewöhnliche Ereignis, das wir dabei erwarten, ist tatsächlich das Lösen des Kopfschmerzes, das Einrichten von Wohlbefinden, das Erreichen einer harmonischen Balance. Dazu bedienen wir uns der Analyse und Therapie aus der TCM. Sie vertraut auf die Kraft der Natur, die Elemente der Natur. Die TCM und damit ebenso der Physio-Code® setzen mindestens eine physikalische Grundkraft des Universums ein, nämlich den Elektromagnetismus. Die Physiopressur wirkt über deine elektromagnetische Ebene (s. Abb. 1). Diese Ebene setzt sich aus den Meridianen (Energie - Leitbahnen) mit ihren sie verbindenden Akupunkturpunkten zusammen. Somit nutze die Kraft der Meridiane und der Akupunktur - Punkte, wie versprochen ohne Nadeln. Die elektromagnetische Energieebene wird über Berührung aktiviert. Die Akupunkturpunkte können somit über die Physiopressur aktiviert werden. Sie existieren schon seit tausenden von Jahren in der Akupressur als Portale an deinem Körper, die den Zugang zur universellen, unerschöpflichen Energie für Genesung ermöglichen. Mit dieser Ebenen und ihren Leitbahnen und Punkten überbrückst du alle fünf Ebenen (s. Abb. 1). Entdecke dabei, dass die Ebene 5 schon deine dich umgebende universelle Energie ist, deine Seele, dein Gewahrsein, dein endloses Bewusstsein etc. Mit ihr bleibe gedanklich auf dem Weg zu den Sternen, so kannst du dir die passende, dich bereichernde Energie gegen deinen Kopfschmerz in dich herunterladen. Über deine aktivierten Physiopressur - Punkte auf der elektromagnetischen Ebene dringt diese Energie an die verantwortlichen Organe in deinen Körper. Das gelingt schon seit über 3000 Jahren und wird niemals enden, da unser Naturell den immerwährenden Naturgesetzen unterworfen ist. So technisiert wie die moderne Welt sich auch heute zeigt, die Naturgesetze sind nicht auszuhebeln, sie sind auf ewig gültig und können jederzeit von dir genutzt werden.

Im Physio-Code® bedienst du dich immer dieser fünf Energieebenen, weil sie die Grundprinzipien allen Seins darstellen, aus denen wir geschaffen sind. Die fünf Ebenen entspringen den fünf Naturelementen. Es sind nicht vier (Feuer, Wasser, Erde, Luft) sondern tatsächlich fünf Elemente in der asiatischen Lehrmeinung. Aus Abbildung 1 erkennst du das Erde - Element in Form deines Körpers, deines Fleisches, es erdet dich. Das Wind - oder Holz - Element ist die Grundlage für die elektromagnetische Ebene, es vernetzt dich irdisch. Das Feuer - Element stellt die mentale Ebene dar, es bildet dich („Du bist was du denkst"). Das Metall - Element der Intuitionsebene gleicht ab, es wägt ab und vernetzt dich überirdisch. Das Wasser - Element der göttlichen Ebene eröffnet dir Möglichkeiten im endlosen Bewusstsein, dem Weltgeist. Tauche ein in das Meer (Mehr) der Möglichkeiten und du machst dir diese fünf Elemente/fünf Ebenen zu eigen, weil du auch aus ihnen bestehst. Der Physio-Code® hilft dir, mit der modernen Version der Akupressur deine Kopfschmerz - Blockaden den fünf Elementen zuzuordnen und damit zu entschlüsseln. Er sorgt dafür, die heilende Energie der Naturelemente wieder mit deinen blockierten Organen abzugleichen und zu lösen. Im Spannungsfeld zwischen deinem naturverbundenen, gütigen Selbst und deinem von ungesunden Glaubenssätzen geprägten Ich gelangst du zurück zu einer natürlichen Metamorphose zum glücklichen Sein. Von den Punkten zu den Sternen.

Im ersten Youtube - Video zu dieser Reihe, der „Sensation 1 - die Wundermeridiane öffnen" ist zunächst ein allgemeines Gesundheits - und Wohlempfinden über das Drücken oder Klopfen an Physiopressur - Punkten (PP - Punkte) für die acht Wundermeridiane vermittelt. Die acht Wundermeridiane, wenn du alle wie im Video „Sensation 1" dargestellt aktivierst, bereichern dich über das übergeordnete Körperenergiereservoir. Dieses nimmt, noch etwas unspezifisch zwar aber dennoch gut, Einfluss auf deine inneren Organe. Die Wundermeridiane bilden den steten Austausch zwischen der universellen Energie, deinen äußeren Körperwellen, und deinen inneren Körperwellen, dem Rhythmus deines Herzens, deiner Gefäße, deiner Organe etc. Sie bilden die Vermittlung zwischen deinem äußerem und inneren Qi (sprich: Tschi), stimmen deinen Qi - Rhythmus auf eine neue Frequenz ein. Über die „Sensation Physiopressur" mit all ihren Öffnern können dir alle acht Wundermeridiane hier bei Kopfschmerz schon sehr hilfreich sein. Daher bedienen wir uns ihrer, zwar etwas konkreter, in diesem Buch ebenfalls unter der Rubrik „Nähere Distanzpunkte" (s. Kap. 4.2.3, 5.2.3 u. 6.2.3).

Die weiteren Youtube - Videos 2 bis 4 und dieses Buch bieten dir darüber hinaus eine komplette Anleitung für weitere konkrete Übungen bei deinem spezifischen Kopfschmerz. Dein Physio-Code® - 1 mit den Sensationen 2 bis 4 und den entsprechenden PP - Punkten können diese äußeren universellen natürlichen Wellen anzapfen, um die individuell aus dem Rhythmus geratenen inneren Wellen wieder in Fluss zu bringen. Bei Kopfschmerzen, wie bei anderen Schmerzarten übrigens auch, sind nämlich die inneren Energie - und Flüssigkeitswellen blockiert. Alle dafür verantwortlichen Meridiane, das sind nicht nur die Wundermeridiane und die Organe dazu, rufen nach einem harmonischen Energiefluss in dir.

2   Finde deinen TCM - Kopfschmerz

In der Physio-Code® - Analyse, die auf die TCM aufbaut, geht es, wie bereits erwähnt, weniger um eine schulmedizinische Ursachenforschung sondern vor allem um deine eigenverantwortliche Schmerzzuordnung zu den Meridian - Verläufen. Das Vertrauen darin wollen wir hier vermitteln. Finde eigenständig zu dir und deinem Kopfschmerz. Als Hilfestellung erläutere ich dir die drei TCM - Kopfschmerzarten (s. Abb. 2). Wie bereits beschrieben, sollte parallel eine ausführliche, medizinische Diagnose erfolgen. In der Physio-Code® - Selbsthilfe schließlich wird die westlich verstandene Ursache durch deine östlich begründete Handlungsweise maßgeblich beeinflusst. Ein Gleichgewicht deiner inneren Unordnung wird sich einstellen. Ein Auflösen der Ursache, medizinische Heilung also, ist dabei nicht ausgeschlossen.

Vertraue Dich also der medizinischen Diagnostik an und frage dich zugleich, wo dein lokaler Schmerzbereich an deinem Kopf ganz konkret ist. Konzentriere dich auf die genaue Örtlichkeit an deinem Kopf. Schaue bei dir, ob der Ort deines Kopfschmerzes einem dieser drei TCM - Kopfschmerzarten ähnelt oder sogar umfänglich entspricht und handele danach.

Deine Physio-Code® - Analyse erfolgt nach dem Verlauf der Energiebahnen, der Hauptmeridiane im Yang. So erhält jeder im westlichen Sinne, ärztlich diagnostizierte Kopfschmerz eine Zuordnung zu den Meridianen im östlichen Verständnis. Die betroffenen Yang - Meridiane ziehen über den Kopf. Welche dies genau sind beschreiben Abbildung 3 und später die Hauptmeridian - Verläufe (s. Kap. 4 bis 6). Die drei Kopfschmerzarten werden den drei Sektoren zugeordnet. Es sind die drei Sektoren, oder Umläufe, der Organuhr (1), beziehungsweise des Sechs - Schichten - Modells (s. Abb. 3). Solltest du Schwierigkeiten bei der Zuordnung deines Kopfschmerzes haben, dann zweifele nicht gleich an dir. Es sind manchmal eben auch mehrere Sektoren betroffen. Das heißt aber auch, es besteht ein umfänglicheres Problem zwischen den Sektoren. Alles fließt eben tatsächlich ineinander über, auch bei dir (s. schwarze Pfeile in Abb. 3).

Am Beispiel des Yang Ming Kopfschmerzes (s. Abb. 2 und 3) möchte ich dir die praktische Analyse zu Deinem Kopfschmerz erleichtern: Dein Kopf schmerzt in diesem Beispiel an deinem Stirn - oder/und Schläfenbereich. In der Analyse zeigt sich im Yang - Bereich das Symptom, hier genauer gesagt im Yang Ming - Bereich. Die TCM - Diagnose lautet: Yang Ming - oder Kopfschmerz im Sektor 1 (s. Abb. 3). In diesem gesamten Sektor 1 erleiden die Meridiane und Organe eine Energie - und Flüssigkeits - Fließ - Blockade oder einfach einen Stau. Betroffen sind hier die Elemente Metall und Erde. Das erkennst du an den Farben. Metall ist gräulich abgebildet, das Erde - Element gelb. Zu spüren ist dieser Stau deiner Elemente in dir aber zunächst „nur" an den außengekoppelten, also eher oberflächlichen, Yang Ming - Meridianen und - Organen. Die Dickdarm - und Magen - Meridiane und die Organe sind schmerzhaft blockiert. Das Yang Ming schützt das Tai Yin, weil es sich im selben Sektor 1 befindet. So sind die Lungen - und Milz/Pankreas - Meridiane und Organe im Yin, genauer gesagt im Tai Yin ebenfalls gestört. Mittels der entsprechenden Physiopressur werden die Staus oder Blockaden in allen vier Meridianen und Organen und somit auch in den zwei Elementen eines jeden Sektors aufgelöst. Nur eine starke Energie im Sektor 1 versorgt fließend Sektor 2 und 3.

Jede westlich verstandene medizinische Diagnose hat somit immer einen Meridianbezug. Und umgekehrt. Es kann eine Meridianstörung zu einem anatomischen, medizinisch erklärbaren Schaden führen. Was in deinem Fall zuerst war, ist ohne Belang. Von Bedeutung ist dein eher aktives Vorgehen bereits während oder nach deiner westlich verstandenen Diagnose. Diese Herangehensweise trifft generell im Physio-Code® zu. Die symptomatischen Sektoren 1 bis 3 sind es, innerhalb derer du die Meridiane und Organe wieder in Fluss bringen kannst, die Blockaden auflöst, den Kopfschmerz besiegst.

Bis es soweit ist, beurteile dich analytisch entsprechend, wie stark deine Symptome sich heute zeigen. Abbildung 4 hilft dir dabei. Ein rotes Smilie bedeutet in dem Fall größten Schmerz, mit subjektiver Wahrnehmung, nur wenig aktiv werden zu können. Das grüne Smilie signalisiert, dir geht es richtig gut, du bist frei von Einschränkungen und willens, sportlich aktiv zu werden. Beurteile dich selbst. Sei ehrlich zu dir. Vielleicht wiederholst du diese Analyse mit Hilfe der Schmerzskala, nachdem du, in welcher Form auch immer, aktiv warst. So gewinnst du Zuversicht und Vertrauen in dein eigens Tun. In der Therapie nennen wir dieses Vorgehen „Pre - and Post - Test". Es findet eine Überprüfung vor und nach der Therapie statt. Übernimm das. Dieses Vorgehen objektiviert dir deine Symptome auch im Austausch mit den Professionen.

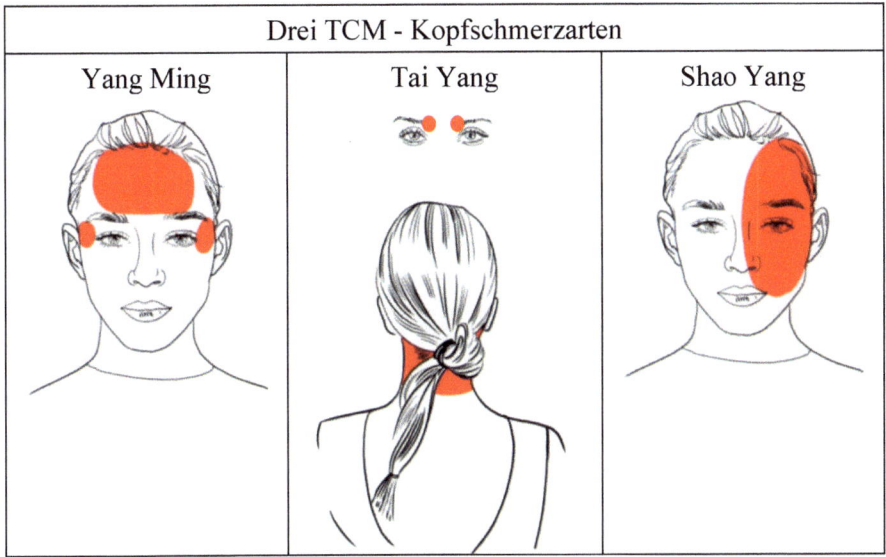

Abbildung 2: Die drei TCM - Kopfschmerzarten

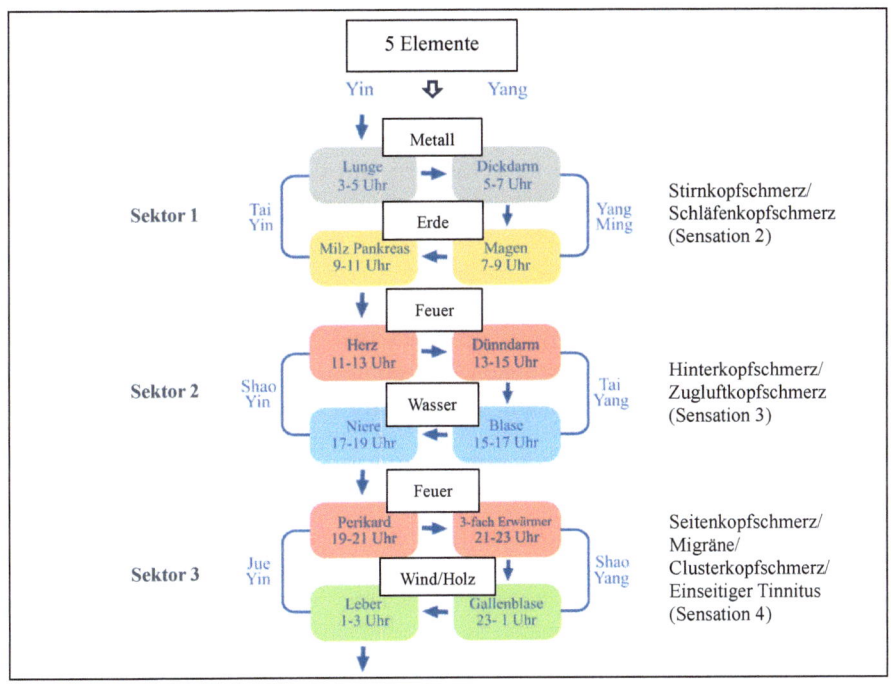

Abbildung 3: Das Sechs - Schichten - Modell

Wenig bis keinen Schmerz		Leichter Schmerz		Mittlerer bis starker Schmerz			Sehr starker Schmerz		Stärkster vorstellbarer Schmerz	
0 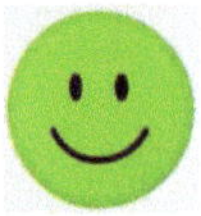	1	2 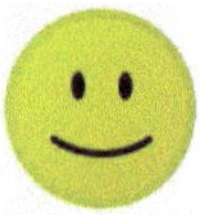	3	4 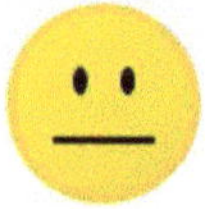	5	6	7 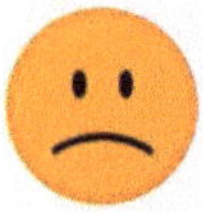	8	9 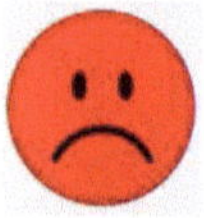	10

Abbildung 4: Die Schmerzskala 1 bis 10

Dennoch vergiss nicht, dich nur zur Analyse auf den Schmerz zu besinnen. Während deiner Therapie, also während deiner Übungen, konzentriere dich auf die vorgegebenen Meditationen, auf etwas dich Bereicherndes oder etwas Positives, Schönes. Unterschätze nie deine positive Vorstellungskraft. Denn deine bisherigen bewussten oder unbewussten negativen Glaubenssätze und deine körperlichen Beeinträchtigungen durch den Kopfschmerz haben dich hierhergebracht. Du möchtest doch alte Zellerinnerungen, deine gewohnten Muster aufbrechen, um dich zu verändern, um den Schmerz zu lösen, oder nicht? Das Lächeln ist eine erste wirkungsvolle Methode zur Unterstützung deiner Veränderungen. Die Mundwinkel nach oben, auch künstlich erzeugt, bewirken neurologische Verschaltungen zur Ausschüttung von Endorphinen etc., Glückshormonen eben. Sie machen von außen eingeleitet, durch die erhöhten Mundwinkel, innerlich glücklich und lindern Schmerzen. Das ist wissenschaftlich auch im westlichen Verständnis bewiesen! (2). Lenke deinen Körper positiv in allen Bereichen, auch wenn es schwerfällt.

Begreife deinen Kopfschmerz als Chance. Betreibe einen Perspektivwechsel. Deine Kopfschmerzart, finde die Übersetzung, ist kein unumgängliches Schicksal, sondern ein Kunstwerk der Natur, um dir zu deinem Naturell, deiner Bestimmung zurück zu verhelfen, zu deiner ureigenen Ordnung.

3   Bringe deinen Kopfschmerz selbst in Ordnung

Zu allen drei TCM - Kopfschmerzarten gilt generell im Physio-Code®, deinen Kopfschmerz selbstständig wieder in Ordnung zu bringen mit einer ganz praktisch orientierten Selbstfürsorge. Verwende dabei die sieben Therapie - Varianten (s. Abb. 6). Sie sind gestaffelt von leicht zu schwer, von schmerzentfernt zu schmerzlokalisiert, von körperlich zu geistig und von irdisch zu himmlisch. Und sie können immer in Abhängigkeit deines aktuellen Zustandes geübt werden. In allen Varianten geht es um den Flow zwischen deinem dich unterstützenden positiven Außen und deinem derzeitigen Innen. Es ist ein Austausch, ein Verbinden, Vernetzen. Bei der Atmung (Variante 1) versteht sich dieser Flow von selbst. Bei der Ernährung (Variante 7) resultiert er aus regelmäßiger fester und flüssiger Nahrung. Variante 2 bis 6 ermöglicht deinen verbesserten inneren Flow durch das Drücken der individuellen PP-Punkte als heilende Pforte zwischen deinem energiespendenden Außen und deinem gestörten Innen.

Therapie - Variante 1 lässt dich also auf deine Atmung besinnen. Wir sprechen bei den Übungsanleitungen immer von Respiration (RSP, lat. *respiratio* Aufatmen). Die Atmung ist für dich wohl die selbstverständlichste Selbsthilfepraktik. Mit der Atmung konzentrierst du dich weg von deinen fünf grundlegenden negativen Gefühlsmomenten wie Grübeln, Schmerz, Hysterie, Trauer, Angst hin zu deinen fünf gütigen Tugenden. Im Einzelnen sind dies Vertrauen, Menschlichkeit, Liebe, Intuition, innere Weisheit. Sie lassen sich den fünf Physio-Code® - Ebenen (s. Abb. 5 und Kap.1, Abb. 1) (3) zuordnen und sie dienen dir, dein derzeitiges Negativum Kopfschmerz deinen Organen zuzuordnen. Du atmest über deine Lungen. Deine Lunge ist ein inneres Organ, was direkt mit dem Außen über den Luftaustausch in Verbindung steht. Dein Atem, deine Lunge also, bildet die Brücke vom energiespendenden Außen zu deinem hilfebedürftigen Innen. Dazu gehört deine Milz, deine Leber, dein Herz und deine Nieren (s. Abb. 5). Die zur inneren Weisheit (Nieren) hin überbrückende Lunge, die Atmung also, symbolisiert dabei deine rhythmischen Automatismen. Außerdem weckst du damit deine positive Tugend die „Intuition" (s. o.), was dein wertvolles Vergangenheitswissen meint, und überbrückst das negative Gefühl der „Trauer / Traurigkeit", das der Lunge zugeordnet ist (s. o).

Mit dem bewussten Atmen entscheidest du dich gegen das Negative hin zum Positiven und vernetzt damit deine inneren Organe. Die Lunge, das Vergangene also, gibt dir Zuversicht für Zukünftiges. So die Sichtweise der TCM. Gleiche also mit deiner Atmung aus, in dem Bewusstsein, dadurch all deine inneren Organe zu verbinden und zu pflegen, rhythmisch in Einklang zu bringen. Mit den inneren Organen, die soviel mehr bedeuten als wir schulmedizinisch begreifen können, wird deine eigene natürliche Quelle angezapft. Das ist die Quelle deiner körperlichen (somatischen), geistigen (kognitiven) und seelischen (emotionalen) Intelligenz. Sie ist in dir, diese Quelle, vertraue darauf.

Das ist alles sehr komplex? Dann atme einfach einmal tief durch und spüre die wohltuende Wirkung, fühl den Raum der Stille, nimm dein gütiges Sein wahr. Der Rest ergibt sich ganz natürlich von allein.

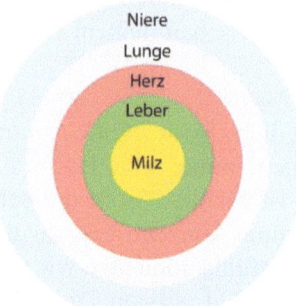

Abbildung 5: Die fünf Physio-Code® - Ebenen repräsentieren die Organe

Die fünf genannten Yin - Speicherorgane stehen auch für ihre außen gekoppelten Yang - Hohlorgane. Die Außenkopplung ist ein Fachausdruck der TCM und bedeutet soviel wie, dass bei Erwähnung der fünf, bzw. sechs Yin -, Speicherorgane auch die sechs Yang -, Hohlorgane angesprochen sind. Bei der Milz ist also immer der Magen außen gekoppelt, sie bilden das Erde - Element; bei Erwähnung der Leber ist es immer die Gallenblase (Holz/Wind - Element); bei dem Herzen und dem Perikard (das wird bei den Speicherorganen immer als ein Organ verstanden, also beim Herzen) ist es immer der Dünndarm und der Dreifach - Erwärmer (Feuer - Element); bei der Lunge der Dickdarm (Metall - Element) und bei den Nieren die Blase (Wasser - Element). Diese Elementezuordnung erklärt die Farbgebung sowohl von Abbildung 1 (Kap. 1), Abbildung 3 (Kap. 2) als auch von Abbildung 5.

Unabhängig von der sektoriellen Zuordnung repräsentiert das Metall - Element als Brücke immer die Trennung zwischen Gut und Böse. Wie das Schwert aus Metall eine Trennfunktion innehat, so trennt dein Dickdarm sich vom erübrigten Speisebrei und deine Lunge von sauerstoffarmer Luft. Diese Funktion wird von deiner Atmung unterstützt.

Der Bedeutsamkeit deiner Atmungsfunktion wegen, bekommt jeder Sektor im Physio-Code® eine entsprechende Atemtechnik zugeordnet, auch wenn die Lunge nicht immer unmittelbar betroffen ist. Die entsprechende Atemtechnik ist ein kleiner Richtungsweiser, sodass über deine Lunge, die den himmlischen Kräften näher ist als deine anderen inneren Organe (Milz, Leber, Herz, Nieren), all deine betroffenen anderen Organe besonders davon profitieren können. Das hatten wir ja bereits und erklärt sich in der Praxis.

Aus der Abbildung 6 entnimmst du alle Therapie - Varianten, die dir im Physio-Code® zur Verfügung stehen. In der Variante 2 und 3 wird, wie in der TCM üblich, weitestmöglich entfernt vom Problem „Kopf" begonnen. Die Energie deines Körpers wird zunächst in der Peripherie aufgetankt und ihr Fluss angeregt. Wir sprechen von den meist entferntesten Distanzpunkten (MDP, engl. *most distant point*) und den näheren Distanzpunkten (NDP). In Physio-Code® - Variante 4 werden konkret die Organe genährt, die sich im verursachenden Sektor befinden. Die Abkürzung dafür ist ORG für das Erreichen der betroffenen Organe.

Innerhalb dieser Varianten wird somit erst spät, in Variante 5 und 6, der eigentliche Kopfschmerzbereich, der symptomorientierte Yang - Komplex am Kopf direkt beeinflusst. In der Lokalpunkt - Therapie (LOK) arbeiten wir direkt am PP - Punkt im Schmerzbereich. Im sportlichen Workin (SPO) wird es etwas anstrengender.

Innerhalb dieser PP - Übungsabfolgen erfolgt ein sich steigernder Schwierigkeitsgrad von der Variante 1 bis 6. Je nach Beurteilung deiner Symptome (s. Analyse, Schmerzskala) kannst du entsprechend deiner Möglichkeiten einsteigen. Vertraue darauf, dass du selbst im größten Schmerz aktiv werden kannst. Versuche es. Überfordere dich dennoch nicht. Im schlimmsten Fall lass die PP - Punkte der einfachsten Übungsvariante von jemandem anderen als dir selbst durchführen. Und am besten arbeitest du auch präventiv immer an deinem guten Energiefluss für alle Organe.

Abschließend erfolgt jeweils zu Therapie 7 eine kurze Ernährungsempfeh-
lung, Nutrition (Nut) genannt (engl. *nutrition* Ernährung). Weil dir deine
Ernährung zusammen mit deiner Atmung deine lebenswichtige Essenz
spendet, wird sie als Physio-Code® - Medizin verstanden. Du fragst dich was
mit Essenz gemeint ist? Die Essenz bildet die drei Körpersäfte für eine
gesunde Konzentration von Schleim, Galle und Wind in dir. Dies sind nach
der TCM die drei Säfte für deine Harmonie. Da wir in heutiger Zeit zu
Extremen außerhalb von Harmonie neigen, wird die Atmung, bzw. die Lunge
als probates Mittel verstanden, die Brücke zur Harmonie, zu deiner Seele zu
schlagen und die Ernährung dient der Grundlage dazu und stellt sich in der
Milz (s. Abb. 5) und dem außengekoppelten Magen dar. Die Ernährung sollte
somit natürlich von Beginn an Berücksichtigung finden, egal wie stark oder
schwach deine Symptome sind.

So erklären sich hier zu jeder der drei Kopfschmerzarten jeweils sieben
verschiedene Übungs- bzw. Therapievarianten (s. Abb. 6).

Symptome	Variante	Therapieziele	Kapitel 4 - 6
	Therapie 1	**RSP** (Respiration) Atmung	4.2.1 5.2.1 6.2.1
	Therapie 2	**MDP** (most distant points) meist entfernte Distanzpunkt - Therapie: Brunnen- punkte der Hauptmeridiane öffnen	4.2.2 5.2.2 6.2.2
	Therapie 3	**NDP** Nähere Distanzpunkte - Therapie: betroffene Wundermeridiane öffnen	4.2.3 5.2.3 6.2.3
	Therapie 4	**ORG** Mit dem Fünf - Elemente - Physio-Code® die Organe erreichen	4.2.4 5.2.4 6.2.4
	Therapie 5	**LOK** Lokalpunkt - Therapie	4.2.5 5.2.5 6.2.5
	Therapie 6	**SPO** Das sportliche Workin	4.2.6 5.2.6 6.2.6
	Therapie 7	**NUT** (Nutrition) Ernährungs - Empfehlung: Die Ernährung als deine Medizin	4.2.7 5.2.7 6.2.7

Abbildung 6: Die sieben Varianten deiner Physio-Code® - Therapie

Individuelle Empfehlungen zu deinem Physio-Code®

Hier nun die Empfehlungen für dich ganz persönlich und individuell zu deinem Kopfschmerz.

Ordne zunächst Deine Kopfschmerzen den drei TCM - Arten (s. Kap. 2, Abb. 2 und jeweils Kap. 4.1, Kap. 5.1 u. Kap. 6.1) zu. Bist du dir nicht ganz klar darüber, welche Art Kopfschmerz auf dich zutrifft, beginne mit einer dir naheliegenden Art und siehe was passiert. Dennoch: Beginne. Steige ein mit der Atmung und dann gleich mit der Physiopressur in der Variante (s. Abb. 6), in der es für Dich bekömmlich aber auch herausfordernd wird. Oder praktiziere einfach alle hier vorgeschlagenen PP - Übungen. Die Erläuterung, warum du diese oder jene PP - Punkte nutzt, findest du verständlich jeweils am Ende der PP - Übungs - Anleitung. Überfrachte dich nicht mit zu viel Theorie, fange einfach erst einmal an.

Die PP - Zeichnungen stellen Deine Übungsauswahl dar. Der rote Punkt in der Zeichnung markiert jeweils den zu beübenden Punkt als Portal für dein Inneres, als heilende Pforte. Lasse dabei Gelassenheit einkehren. Du musst den oder die Punkte nicht immer genau treffen. Ein jeder Punkt strahlt auch in sein regionales Umfeld aus. Folge deinem Schmerz bei der Punktesuche. Die PP - Punkte werden auffällig werden, sonst hättest du nicht den Wunsch nach Veränderung, nicht den Wunsch nach Linderung zu deinem Kopfschmerz.

Achte außerdem auf eine gute Raumatmosphäre und ein sonniges Gemüt (auch wenn es schwerfällt) - Lächle! Dem Schmerz trotzend, dem Wohlbefinden folgend!! Auf die Kraft der kosmischen Energien für Dich vertrauend!!!

Konzentriere dich zunächst auf deine Atmung, nicht auf den Schmerz, sondern auf deine Möglichkeiten. Das hatten wir schon: auf den Schmerz zu schauen ist nur für die Analyse von Bedeutung und vielleicht noch für die Punktefindung, aber nicht für die Therapie generell. Schaue was alles gut funktioniert bei dir, trotz des Schmerzes. Nutze dein Übungsumfeld, auch wenn es im Moment vielleicht nur deine Schule, deine Universität, dein Büro etc. sein kann. Suche dir deine möglichen Übungs - Varianten zu deiner Kopfschmerzart und deinem Übungsumfeld. Gehe dann ganz bildlich, von den Punkten zu den Sternen. Vom „Ich" zum allumfassenden „Selbst".

Entschlüssele und entlocke deine Selbst - Heilungskräfte, die Energie aus der Natur, aus dem Universum, aus dem Wissen um das, „was die Welt im Innersten zusammenhält" (4): deinem Bewusstsein. Und lade dir die dich umgebenden Kräfte über die jeweilige Physiopressur (PP) an der dafür vorgesehenen Pforte, dem Portal an dem PP - Punkt, in deinen Körper herunter.

In der Praxis der Physiopressur folge dem Prinzip „touch, press and roll" und gehe mit Bedacht vor. Das betrifft das vorsichtige erste Berühren (touch) des PP - Punktes, das gezielte Drücken vor Ort (press) in die Tiefe und das rhythmische Rollen (roll) daran; sowohl mit den Fingern bestenfalls im Uhrzeigersinn, als auch mit der Rolle. Nutze die PP - Rolle, die dir vom Härtegrad und Umfang bekömmlich ist. Anfangen, Punkte öffnen, das ist dein harmonisierendes Bestreben.

Unter „roll" wird auch manchmal statt eines Rollens ein Klopfen verstanden. Das erklärt sich mit der PP - Übung selbst.

Wenn Du die PP - Übung durch wenige Wiederholungen eingeübt hast, dich wohlfühlst damit, beginne die eigentliche Anzahl der Wiederholungen (WDH) zu zählen mit der Addition von sieben, also 7, 14 oder 21 WDH etc. Versuche das Zählen nicht angestrengt mathematisch zu erledigen, sondern gehe es meditativ an, lass auch hier los. Vor allem von deinen Alltagsgedanken lass los. Konzentriere dich auf die mitgegebene, naturorientierte Meditation oder kreiere eigene Sensationen deines Energiefeldes um dich. Bis zur Sternengalaxie und wieder zurück. Alles ist möglich. Was möchtest du ausstrahlen? Wo geht deine Reise hin, wenn sich der Kopfschmerz endlich auflöst?

Viel Spaß und Erfolg dabei!

Genauere Erläuterungen zur Theorie (z. B. was ist „Yang" und was ist „Yin"? Wieso Physiopressur?) und zur Praxis des Physio-Codes® findest Du im Fachbuch der Autorin Jutta Streng „Der Physio-Code® - Moderne Faszientherapie auf den Punkt bringen - Ein Handbuch für die Praxis" (2024).

4 Entschlüssele selbst deinen Stirn - / Schläfen - kopfschmerz (Yang Ming)

Hier erhältst du nun die Anleitung mittels Bewegung und Berührung, deinen Stirn - bzw. Schläfen - Kopfschmerz selbst zu entschlüsseln. Für unsere Resilienz, unsere Widerstandskraft, braucht es Bewegung mit Berührung, die der Physio-Code® vermittelt. Das YouTube Video „Von den Punkten zu den Sternen, Sensation 2" unterstützt dich dabei. Es werden dir deine therapeutischen Trainingswege aufgezeigt, um beim Yang Ming - Kopfschmerz selbst aktiv werden zu können.

4.1 Meine Analyse bei meinem Yang Ming - Kopfschmerz

Zum therapeutischen Training gehört eine individuelle Analyse. In der Physio-Code® - Analyse zum Stirn - oder Schläfenkopfschmerz (Yang Ming) befindet sich dein Schmerz frontal an der Stirn und/oder beidseits an den Schläfen (s. Abb. 7). Die Diagnose in der TCM lautet: Yang Ming - Kopfschmerz (chin. *Yang Ming* hellstes Yang). Mein Fazit zu deiner Analyse: Das hellste Yang kann düsterste Schatten werfen.

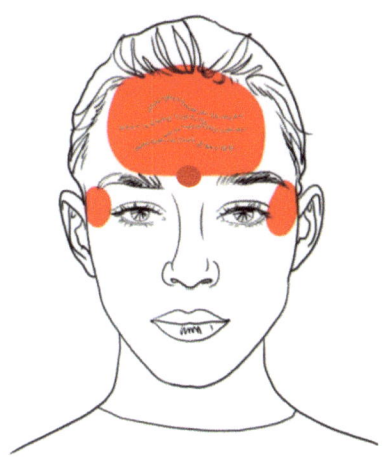

Abbildung 7: Der Stirnkopfschmerz (Yang Ming)

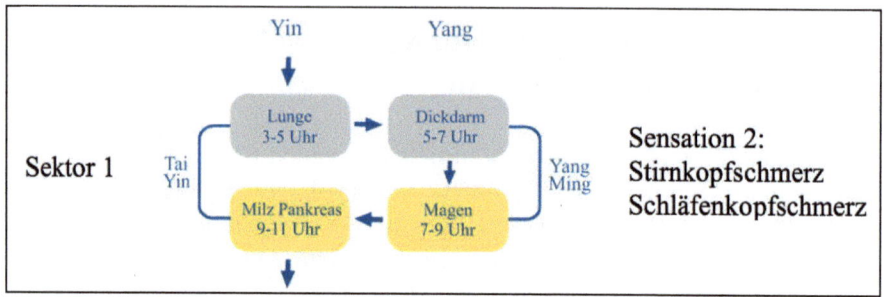

Abbildung 8: Sektor 1 zum Yang Ming - Kopfschmerz

Yang (Yang Ming)	Yin (Tai Yin)	Natur - Element
Dickdarm	Lunge	Metall
Magen	Milz/Pankreas	Erde

Abbildung 9: Elemente - Zugehörigkeit im Sektor 1

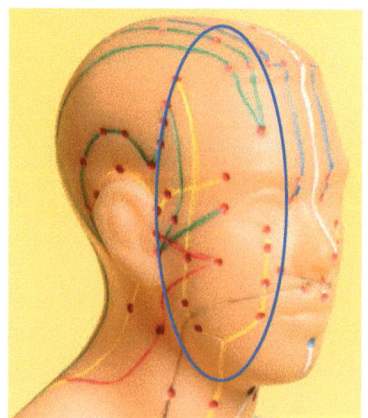

Abbildung 10: blau - umkreiste, gelbe, senkrechte Linien: Magen - Meridian, beide Seiten

Dein **Yang Ming - Kopfschmerz** zeigt sich in der Regel beidseits. Es zeigen sich die Yang Ming - Meridiane (s. Abb. 8, 9 und 10) am Kopf schmerzhaft. Dieses klinische Erscheinungsbild weist ursächlich sowohl auf deine **Dickdarm -** und die **Magen - Meridiane**, als auch auf ihre **Organe** hin. Diese Meridiane und Organe haben eine energetische Blockade. Das muss kein schulmedizinisch nachweisbarer Schaden sein. Vielleicht erklärt sich aber ein chemisch, thermisch oder mechanisch begründeter, gestörter Magen - Dickdarmtrakt, durch Ernährungsfehler, oder auch durch Belastungen innerhalb der fünf Physio-Code® - Ebenen für Training, Heilung und Resilienz (s. Kap. 1, Abb. 1). Dies können körperliche, elektromagnetische (emotionale), psychische (mentale), intuitive (vergangenheitsorientierte) oder seelische (innere Weisheit) Belastungen sein. Der Magen - Meridian verläuft über den Kopf (s. Abb. 10 u. Abb. 17), durch den Schmerzbereich von Stirn und/oder Schläfe. Der Dickdarm hat in der TCM seinen Reflexbereich auch in den horizontalen Stirnlinien, von dem dritten Auge ausgehend oberhalb an der Stirn (s. Abb. 7). Dieser Bereich dient dir zur Analyse zum Stirn - / Schläfenkopfschmerz.

Deine Analyse und Therapie erfolgt zusammen mit dem Yin im Sektor 1. **Lungen - und Milz/Pankreas -** Organe und Meridiane sind ebenfalls bei dir energetisch betroffen, zeigen sich aber zunächst nicht an der Oberfläche. Diese beiden Organe und Meridiane stehen energetisch in ihrer Elemente - Zugehörigkeit zum entsprechenden Yang (s. Abb. 8 u. 9). Dabei schützen die an der Oberfläche durch Schmerz bemerkbaren Yang Ming - Meridiane das in der Tiefe leidende Tai Yin (chin. *Tai Yin* großes Yin). Der Dickdarm schützt die Lunge im Metall - Element (s. Abb. 8 metallfarben und Abb. 9) und der Magen schützt Milz/Pankreas im Erde - Element (s. Abb. 8 gelb und Abb. 9). Im gesamten Sektor schützen beide Yang - Organe die beiden Yin - Organe. Das heißt, dass auch der Dickdarm die Milz und das Pankreas (Bauchspeicheldrüse) schützt und der Magen die Lunge. Immer. Diese Zusammenhänge könnten auch bei den Lungenerkrankungen der heutigen Zeit von Bedeutung sein.

4.2 Meine Therapie bei meinem Yang Ming - Kopfschmerz

Hast du nach deiner Physio-Code® - Analyse die Örtlichkeit des Schmerzes am Kopf genau definiert an deiner Stirn und/oder auch an deiner Schläfe als Yang Ming - Kopfschmerz, so kannst du nun therapeutisch üben, unterstützt mit der Sensation 2 als Video. Wir folgen der Prämisse: Jede*r kann sich selbst helfen! Jede*r kann sich selbst therapieren. (altgriechisch θεραπεία *therapeia* Dienst, Pflege, Heilung, Behandlung, von θεραπεύειν *therapeuein* heilen, dienen). Auch du! Sei Deinem Körper dienlich: übe, helfe dir selbst und therapiere dich. Welche Übungen es mit Hilfe der Physiopressur (PP) im Physio-Code® zu deinem Yang Ming - Kopfschmerz genau sein sollen, sei mit den sieben Varianten im Folgenden nun beschrieben.

4.2.1 Atmung bei meinem Yang Ming - Kopfschmerz

Die Konzentration auf deine Atmung zum Yang Ming - Kopfschmerz sollte immer und überall auch in allen Schmerzstadien möglich sein, also in allen Leistungsstufen (s. Abb. 11). Siehe zur Atmung auch auf YouTube „Von den Punkten zu den Sternen - Sensation 2", Variante 1.

Abbildung 11: Leistungsstufen 0 bis 10 für die Atmung

Wegen der Beteiligung der Lunge in diesem Sektor empfehle ich dir hier die Nasen - Einatmung und die Lippenbremsen - Ausatmung durch den Mund.

Wie genau aber funktioniert die Lippenbremse? Dazu gibt es unterschiedlichste Beschreibungen. Ich empfehle die großmöglichste, passive Lippenstellung beim Ausatmen. Also nicht den Mund rundformen wie beim Kerzenausblasen. Ganz im Gegenteil, die Lippen sind während der Einatmung locker geschlossen und mit dem Ausatemreiz blasen sich zunächst die Wangen auf und mit dem erhöhten Luftdruck im Mundraum entweicht die Luft ventilartig den entspannten Lippen.

Zusätzliche richtungsweisende Atemtechnik

Wir sprachen bei der generellen Physio-Code® - Therapie (s. Kap. 3) von einer zusätzlichen sektoriell zugeordneten Atemtechnik als Richtungsweiser zur Verstärkung der Organwirkung. Wegen der zusätzlichen Beteiligung des Dickdarmes, des Magens und der Milz in diesem Sektor gibst du deiner Atmung diese bestimmte Organrichtung mit dem PP - Punkt: Dickdarm 4 (!) (s. Abb. 12 u. Abb. 13). Benutze zum Auffinden dieses Punktes den pinch grip (engl. *pinch* kneifen, *grip* Griff). Wenn du mit dem pinch grip Zeige - und Mittelfinger mit dem Daumen zusammendrückst, dann wölbt sich der rot markierte Bereich zwischen deinem Daumen und deinem Zeigefinger (s. roter Punkt Abb. 12). An dieser Wölbung befindet sich Dickdarm 4 (!). Entspanne nun diese Hand. Mit deiner anderen Hand forme ebenfalls einen pinch grip oder setze nur mit Daumen und Zeigefinger an diesen Dickdarm 4 (!) an, zum touch, press and roll (s. Abb. 13). Kombiniere das mit deiner Nasen - Lippenbremsen - Atmung wie beschrieben. Anschließend wechsele die Hände für eine beidseitige Anwendung. Dieser PP - Punkt ist mit einem schwarzen Ausrufezeichen versehen, weil er in Schwangerschaften Wehen auslösen kann.

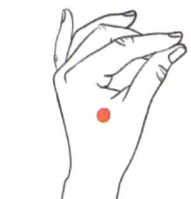

Abbildung 12: pinch grip

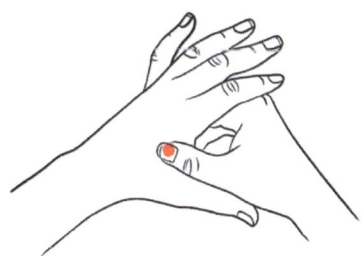

Abbildung 13: Physiopressur Dickdarm 4 (!)

Physiopressur Dickdarm 4 (!) - Anleitung

touch: In entspannter Ausgangsstellung Sitz oder im Liegen, evtl. zur Beruhigung in stressigen Situationen gern auch im Stehen, den PP - Punkt Dickdarm 4 (!) aufsuchen über den pinch grip (s. Abb. 12) und dann mit der anderen Hand den Daumen auf den Punkt und den Zeigefinger unter den Punkt anlegen und damit kneifen, „einkesseln" (s. Abb. 13).

press: Mit den beiden Fingern den PP - Punkt in die Tiefe drücken.

roll: Daumen und Zeigefinger mit dem press - Druck nach vorne Richtung Zeigefinger der zu behandelnden Hand, das Gewebe unter deinen Fingern ausrollen, dabei ausatmen. Mit der Einatmung das Rollen lösen aber nicht den Punkt loslassen und wieder „hinten" Richtung Handgelenk das Rollen neu beginnen.

Respiration: Gleichmäßig ein - und ausatmen.

Meditation: Kreiere gedanklich oder schaue bei deiner Übung auf metallfarbene Symbole. Weißgoldener oder silberfarbener Schmuck, schneebedeckte Berge, weiße Elefanten etc. Und lächle.

Repetition: 7, 14 oder 21 Wiederholungen, rechte und linke Hand

Fachliche Begründung zur Atmung bei Yang Ming - Kopfschmerz

Zur fachlichen Begründung für diese Form von Atemtechnik gehört in der TCM, dass die Nase als Sinnesorgan die Lunge repräsentiert. Daher ist hier die Nasen - Mund - Atmung besonders wirkungsvoll. Die Lippenbremse dabei sorgt während der Ausatmung dafür, dass die Bronchien länger offenbleiben, sich der Druckabfall in den Bronchien verlangsamt. Es bleibt mehr Zeit zum Sauerstoffaustausch in den Alveolen. Die Lippenbremse hilft außerdem, nicht nur die Atmung zu beruhigen, sondern auch den Geist.

Die zusätzliche richtungsweisende Atemtechnik über die Hände hilft, das Metall - Element zu stärken. Das fördert nicht nur die Lunge im betroffenen Sektor 1, sondern die Atmung bekommt über die Elementzugehörigkeit „Metall" mit Hilfe des wichtigen Dickdarm - Punktes Dickdarm 4 (!) ihre Verstärkung. Dickdarm 4 (!) hat eine sehr komplexe Wirkung. Er gehört mit

dem PP - Punkt Leber 3 (!) zur Vier - Tore - Akupunktur, eine der grundlegenden Punkte - Kombinationen, um den Qi - Fluss anzuregen. Außerdem
sind Dickdarm 4 (!) mit Leber 3 (!) von den über 1000 existierenden
Akupunkturpunkten zwei der 12 wichtigsten. Beide gehören zur bedeutenden
Gruppe der 12 Ma Dan Yang Himmel - Stern - Punkte. Beide werden
außerdem genutzt zur Geburtsunterstützung, weil sie in Kombination mit
anderen Punkten Wehen einleiten können. Also in der Schwangerschaft bitte
diese zwei Punkt auch nicht einfach mit der Physiopressur bearbeiten.
Deswegen sind sie mit einem Ausrufezeichen (!) versehen. In der
Schwangerschaft mit einem Yang Ming - Kopfschmerz lasse einfach die
zusätzliche richtungsweisende Atemtechnik mit Dickdarm 4 (!) aus.
Übernimm die zusätzlichen Atemtechniken aus den Kapiteln 5 und 6, denn
alle Atemtechniken helfen der Lunge im Sektor 1.

4.2.2 Entfernteste Distanzpunkte bei meinem Yang Ming - Kopfschmerz

Die MDP (engl. *most distant points*, entfernteste Distanzpunkte), die entferntesten Distanzpunkte helfen dir zum Yang Ming - Kopfschmerz bei üblen, schmerzhaften Symptomen oder als Prävention. Ihre Physiopressur ist fast immer und überall durchführbar (s. Abb. 14). Siehe zur MDP auch auf YouTube „Von den Punkten zu den Sternen - Sensation 2", Variante 2.

Abbildung 14: Leistungsstufen 0 bis 10 für die entferntesten Distanzpunkte

Du kannst sitzen (s. Abb. 15) oder liegen. Eine Behandlung über Therapeut* - innen erfolgt im Liegen. Es werden die entferntesten Distanzpunkte an den betroffenen Hauptmeridianen mit der Physiopressur geöffnet. Sie liegen an den Füßen, genauer an den Zehen.

Die entferntesten Distanzpunkte der Hauptmeridiane sind die dortigen traditionellen Brunnenpunkte des jeweils am Fuß befindlichen Yang Ming - Meridians und des Tai Yin - Meridians, des Erde - Elementes. Du aktivierst somit im betroffenen Sektor 1 mit der Physiopressur die vier Brunnenpunkte. Der an beiden Füßen beginnende Hauptmeridian des Tai Yin ist der Milz - Meridian, den wir mit seinem Brunnenpunkt, den **PP - Punkt Milz 1** öffnen. Das Yang Ming wird mit dem zum Fuß ziehenden Magen - Meridian und dem **PP - Punkt Magen 45** geöffnet. Daraus folgt das Drücken oder Kneten an der entsprechenden Zehe Eins, an der Nagelpfalz der Großzehen - Innenseite für den Milz - Meridian - Beginn (s. Abb. 16), beide Seiten. An der äußeren Nagelfalz der zweiten Zehe öffnen wir das Magen - Meridian - Ende beidseits (s. Abb. 17).

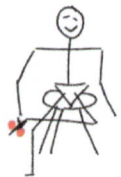

Abbildung 15: Ausgangsstellung PP - Punkte Milz 1 und Magen 45

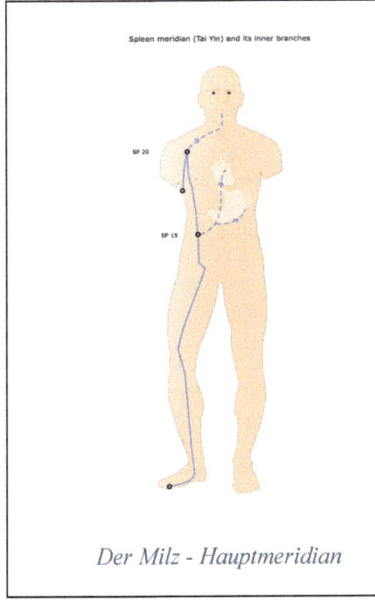

Der PP-Punkt Milz 1

Der PP - Punkt Milz 1 ist Öffner,
Anfangs - und Brunnenpunkt des
Milz - Meridians an der Nagelfalz.
An der Innenseite der großen Zehe
(zur anderen Großzehe), beide Seiten
(rechter und linker Fuß).

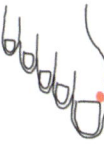

Der Milz - Hauptmeridian

Abbildung 16: Milz - Hauptmeridian und sein Öffner, beide Seiten

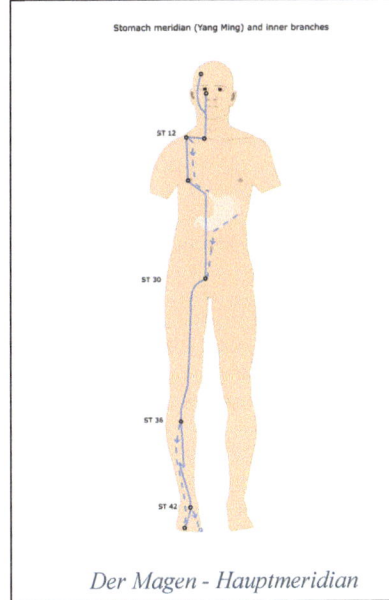

Der PP-Punkt Magen 45

Der PP - Punkt Magen 45 ist Öffner,
End - und Brunnenpunkt des Magen
- Meridians an der Nagelfalz der
Außenseite der zweiten Zehe (nahe
zur dritten Zehe), beide Seiten
(rechter und linker Fuß).

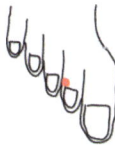

Der Magen - Hauptmeridian

Abbildung 17: Magen - Hauptmeridian und sein Öffner, beide Seiten

Physiopressur Milz 1 und Magen 45 - Anleitung:

touch: In der Ausgangsstellung Sitz auf dem Stuhl ein Bein überschlagen, mit dem Fuß auf den anderen Oberschenkel (s. Abb. 14). Mit der Hand/beiden Händen die große Zehe aufsuchen für Milz 1 (s. Abb. 15) und nach dem press an roll die zweite Zehe (s. Abb. 16) berühren für Magen 45.

press: Mit den Fingern nacheinander an den PP - Punkten in die Tiefe drücken.

roll: Jeweils Kreisende Bewegungen im Uhrzeigersinn, gerne auch mit dem Fingernagel an den PP - Punkten. Seitenwechsel.

Respiration: Gleichmäßig ein - und ausatmen, gerne mit Lippenbremse.

Meditation: Kreiere gedanklich oder schaue bei deiner Übung gelbe, gern auch goldene Symbole. Die Sonne, goldene Münzen, Schmuckstücke, Rosenquarz fördert das Erde - Element. Mache dir Gedanken über das Arbeiten im Garten, Kontakt mit der Erde. Und lächle.

Repetition: 7, 14 oder 21 Wiederholungen, rechter und linker Fuß.

Fachliche Begründung zur MDP bei Yang Ming - Kopfschmerz

Die fachliche Begründung bei Nutzung der entferntesten Distanzpunkte:

Frage: Warum beginnen wir mit der Physiopressur am Fuß, obwohl der Schmerz am Kopf besteht?
Antwort: Wir arbeiten zunächst wie in der TCM über die entferntesten Distanzpunkte, die über die Energieströme der Hauptmeridiane wirken. Sie verlaufen von Kopf bis Fuß und umgekehrt von Fuß zu Kopf. Energie wird so vom Kopf abgeleitet und wieder in Fluss gebracht. Über das Öffnen der Brunnenpunkte dieser Hauptmeridiane können wir gut Einfluss nehmen, da sie sehr oberflächlich liegen.

Frage: Warum arbeiten wir an der inneren Nagelfalz der großen Zehe?
Antwort: Beginn des Milz - Hauptmeridians auf jeder Seite.

Frage: Und warum arbeiten wir an der äußeren Nagelfalz der zweiten Zehe?
Antwort: Ende des Magen - Hauptmeridians an beiden Füßen.

4.2.3 Nähere Distanzpunkte bei meinem Yang Ming - Kopfschmerz

Mit Hilfe der NDP, der näheren Distanzpunkte, werden an Hand und Fuß die entsprechenden Wundermeridiane der Wundermeridian - Paare I und III geöffnet (s. dazu auch auf YouTube: „von den Punkten zu den Sternen - Sensation 1 und 2, Variante 3). Diese Physiopressur ist auch wieder fast immer und überall und zu allen Schmerzzuständen durchführbar (s. Abb. 18).

Abbildung 18: Leistungsstufen 0 bis 10 für die näheren Distanzpunkte

Die Wundermeridiane öffnest du in der Ausgangsstellung Sitz (s. Abb. 19). Das Wundermeridian - Paar I für das Gesicht wird mit den **PP - Punkten: Lunge 7 und Niere 6,** beide Seiten (s. Abb. 20) geöffnet und das Wundermeridian - Paar III für den Magen wird geöffnet mit den **PP - Punkten: Perikard 6 und Milz 4**, beide Seiten (s. Abb. 21).

Das Wundermeridianpaar I und III

Nach dem touch and press, rollst oder klopfst du für das Wundermeridianpaar I und III, mit der Physiopressur an den abgebildeten PP - Punkten siebenmal mit den Fingern, beide Seiten. Beim Wundermeridianpaar I beginnst du mit Lunge 7 und endest auch mit ihm, also die Physiopressur an Lunge 7 zweimal durchführen (s. Abb. 19). Wo genau gedrückt oder geklopft wird zeigt Abbildung 20. Für Das Wundermeridian - Paar III gilt gleiches Vorgehen. Nur hier mit Perikard 6 beginnen und auch enden, also die Physiopressur an Perikard 6 zweimal durchführen (s. Abb. 19 und 21).

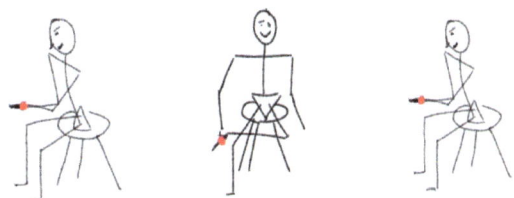

Abbildung 19: Öffnung der Wundermeridianpaare I und III

Wundermeridianpaar I	
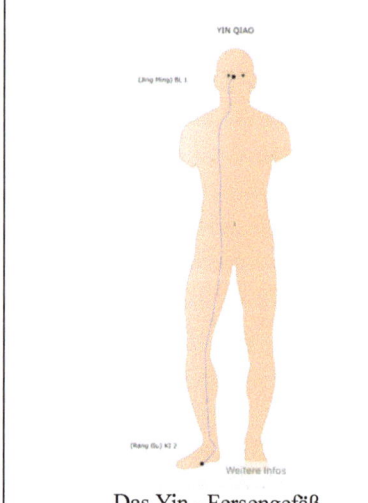 Das Konzeptionsgefäß	### Der PP - Punkt Lunge 7 Öffner des Konzeptionsgefäßes (Ren Mai) und Ankopplungspunkt des Yin-Fersengefäßes, 1,5 Daumenbreiten vom daumenseitigen Handgelenk hin zum Unterarm, beide Seiten. 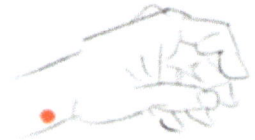
Das Yin - Fersengefäß	### Der PP-Punkt Niere 6 Öffner des Yin - Fersengefäßes (Yin Qiao Mai) und Ankopplungspunkt des Konzeptionsgefäßes, direkt unterhalb des Innenknöchels, beide Seiten. 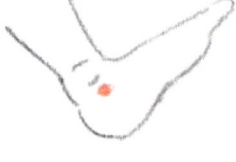

Abbildung 20: Öffnung und Ankopplung im Wundermeridianpaar I

Wundermeridianpaar III	
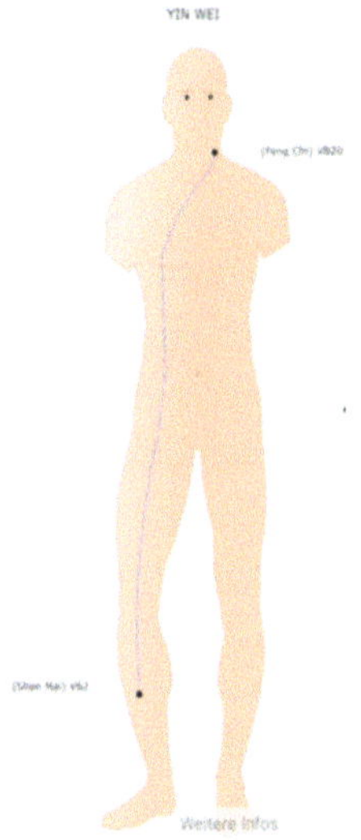 YIN WEI Der Yin - Bewahrer	**Der PP - Punkt Perikard 6** Öffner des Yin - Bewahrers (Yin Wei Mai) und Ankopplungspunkt des Durchdringungsgefäßes, 2 Daumenbreiten von der Handgelenksfalte Richtung innerer Unterarm, beide Seiten. 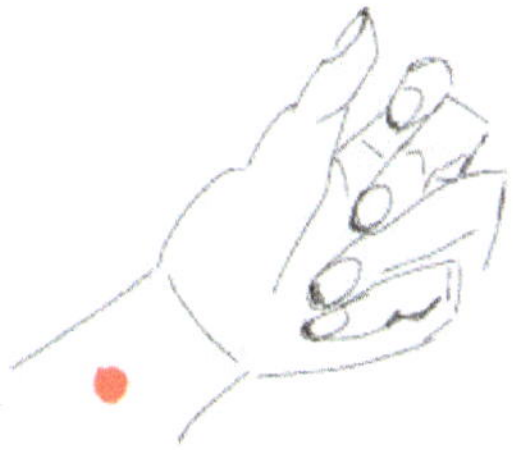
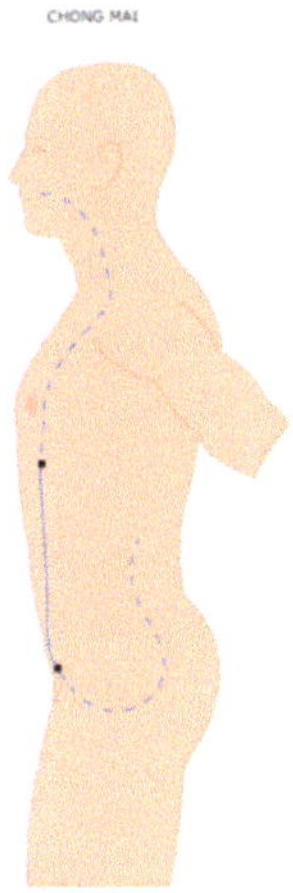 CHONG MAI Das Durchdringungsgefäß	**Der PP-Punkt Milz 4** Öffner des Durchdringungsgefäßes (Chong Mai) und Ankopplungspunkt des Yin-Bewahrers, am Fußinnenrand, Mitte des innenseitigen Fußgewölbes, beide Seiten. 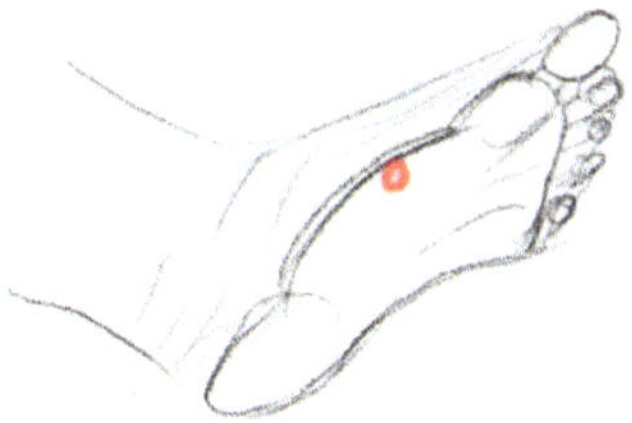

Abbildung 21: Öffnung und Ankopplung im Wundermeridianpaar III

Physiopressur für Perikard 6 und Milz 4 - Anleitung:

touch: S. Abb. 20, Ausgangstellung Sitz, 2 Daumenbreiten vom Handgelenk den PP-Punkt am inneren Unterarm aufsuchen. S. Abb. 21, Ausgangstellung Sitz, am höchsten Punkt des Fußgewölbes, am mittleren Fußinnenrand den PP-Punkt aufsuchen.

press: an diesen PP - Punkten drücken.

roll: an diesen PP - Punkten drückend kreisen: Lu 7, Ni 6, Lu 7 beide Seiten und dann Pe 6, Mi 4, Pe 6 (s.o.) beide Seiten.

Respiration: ruhig atmen, gerne mit Lippenbremse.

Meditation: Lächeln! Nutze ganz bildhafte Zukunftsgedanken, die dir bekömmliche, schöne Erlebnisse bescheren.

Repetition: 7, 14 oder 21 Wiederholungen im Atemrhythmus.

Fachliche Begründung zur NDP bei Yang Ming - Kopfschmerz

Die fachliche Begründung zur NDP, der Physiopressur an den näheren Distanzpunkten, um die Wundermeridiane zu öffnen:

Frage: Was können die Wundermeridiane?
Antwort: Wie schon unter Kapitel 1 erwähnt, bilden die Wundermeridiane die äußerste Schicht unserer Körperenergie, die in direkter Verbindung zum universellen Qi stehen. Sie stellen das Energiereservoir für die Hauptmeridiane zur Verfügung und sind bestimmten Körperregionen zugeordnet. Und durch die Lage ihrer sie öffnenden PP - Punkte nähern wir uns immer mehr dem Kopf an.

Frage: Welche Wundermeridiane sind es beim Yang Ming - Kopfschmerz?
Antwort: Wundermeridiane zeigen sich in Paaren. Wirkungsvoll sind hier das Wundermeridianpaar I (für das Gesicht) und III (für den Magen).

Frage: Welche PP - Punkte werden gedrückt und warum?
Antwort: Es sind jeweils die Öffner der Wundermeridiane, symmetrisch an beiden Extremitäten. Das Wundermeridianpaar I lässt sich öffnen und zur Verstärkung ankoppeln über die PP - Punkte: Lunge 7 (Handgelenk) und Niere 6 (Fußgelenk). Bei dem Wundermeridianpaar III sind es die Punkte Perikard 6 (Unterarm) und Milz 4 (Fuß).

4.2.4 Organe erreichen bei meinem Yang Ming - Kopfschmerz

Mit der Physio-Code® - Therapie 4 zum Yang Ming - Kopfschmerz erreichst du mit dem „Fünf - Elemente - Physio-Code®" deine betroffenen Organe. Hier werden die Übungen nun etwas komplexer und damit herausfordernder. Übe sie nur, wenn dir danach ist. Kannst du dich den Leistungsstufen null bis sechs zuordnen wie in Abbildung 22, dann traue dich. Zur Motivation schaue sie dir zunächst an, auf YouTube, Sensation 2, Variante 4. Sie wirken, lasse dich überraschen.

Abbildung 22: Leistungsstufen 0 bis 6 für das „Organe - Erreichen"

Aus dem „Fünf - Elemente - Physio-Code®" ergeben sich für den Yang Ming - Kopfschmerz hier mindestens zwei kleine PP – Übungen für dich. Es wird das Erde - Element für Milz/Pankreas und Magen (s. 1.) und das Metall - Element für Lunge und Dickdarm (s. 2.) gefördert.

> 1. Übe aus dem Fünf - Elemente - Physio - Code® zunächst die PP - Übung für das Erde - Element (s. Abb. 23). Gehe dazu in Ausgangsstellung Seitenlage mit der PP - Rolle an die Innenseite des Unterschenkels, eine Hand breit entfernt vom Innenknöchel dort liegt der **PP - Punkt Milz 6**.

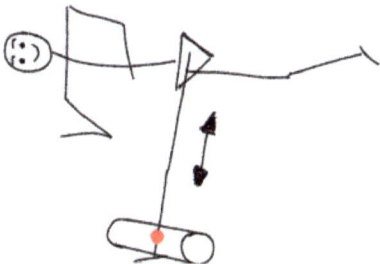

Abbildung 23: Physiopressur Milz 6

Physiopressur Milz 6 - Anleitung:

touch: Ausgangsstellung Seitenlage. Das obere Bein in 90 Grad Hüftbeugung vorstrecken. Die PP - Rolle unter das vordere Bein, eine Hand breit über dem inneren Knöchel anlegen (s. Abb. 23).

press: Den PP - Punkt über Schmerzwahrnehmung suchen und durch Druck aktivieren.

roll: Mit gestrecktem Knie über die Beckenbewegung die Rolle in kleinen Bewegungen in Pfeilrichtung rollen.

Respiration: Entspannt einatmen dabei heranrollen, ausatmen vorrollen, gerne mit der Lippenbremse.

Meditation: Begebe Dich in Gedanken in sonnige Gartenarbeit, bade in gelbem, warmem Licht oder lächle einfach nur!

Repetition: 7, 14 oder 21 WDH, Seitenwechsel.

2.   Der Dickdarm und die Lunge bilden das Metall - Element. Daher übe nun aus dem Fünf - Elemente - Physio-Code® die PP - Übung für das Metall - Element (s. Abb. 24). Daraus ergeben sich vom dritten bis zwölften Brustwirbel beidseits 12 mal zwei, gleich 24 Zustimmungspunkte für viele Organe aber auch für die Lunge, für Milz/Pankreas und den Magen. Der Magen ist so wichtig für die Lunge, da die Lungen - Energie, ihr Meridian, aus dem Magen entspringt.

Gehe dazu in die Ausgangsstellung Rückenlage. Dort suche mit der PP - Rolle die PP - Punkte an der Wirbelsäule. Jeweils 1,5 Daumenbreiten seitlich der Wirbelsäule findest du die PP - Punkte in Höhe des dritten Brustwirbels bis zum 12. Brustwirbel, auf der Muskulatur des langen Rückenstreckers, beidseits.

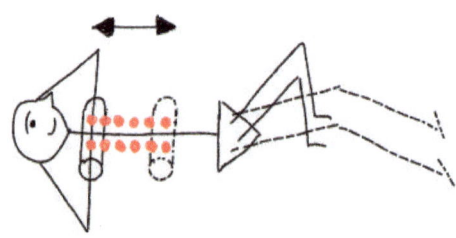

Abbildung 24: Physiopressur für das Metall - Element

Physiopressur für die Transportpunkte von Lunge bis Magen - Anleitung:

touch: In der Ausgangsstellung auf dem Boden sitzen, die Beine ange-
        winkelt. Die PP - Rolle an die Schulterblattgräten ansetzen, die
        Hände an den Hinterkopf legen.

press: Das Gesäß anheben und halten, Oberkörpergewicht vorsichtig auf
        die Füße und die Rolle verlagern, bis Du vollends liegst (s. Abb. 24).

roll: Die PP - Rolle bis zum oberen inneren Schulterblattrand und wieder
        herunter bis zum Rippenende rollen.

Respiration: Während des Herunterrollens bis Th 12 einatmen, während des
        Heraufrollens ausatmen: so im eigenen Atemrhythmus flüssig
        Weiterbewegen, gerne mit Lippenbremse.

Meditation: Lasse Bilder im Kopf entstehen. Schneelandschaften,
        Wolkenbilder, weiße Elefanten in der Wüste, Hochzeitskleid,
        Reinheit, Schmuck etc. für das Metall - Element. Und lächle.

Repetition: 7, 14 oder 21 Wiederholungen, je nach Anstrengungsgrad
        oder Bedarf für die Schwäche.

Fachliche Begründung für die Physiopressur vom dritten bis zum zwölften Brustwirbel bei Yang Ming - Kopfschmerz

Die fachliche Begründung für den Fünf - Elemente - Physio-Code®, um die Organe zu erreichen:

Frage: Warum arbeiten wir mit der PP - Rolle am unteren inneren Unterschenkel und am Rücken?
Antwort: Wir ordnen den Kopfschmerz den Elementen zu. Beim Yang Ming - Kopfschmerz sind es die Elemente Erde (Milz/Pankreas und Magen) und Metall (Lunge und Dickdarm). Damit stärken wir direkt die für den Yang Ming - Kopfschmerz anfälligen Organe. Die dazugehörigen Übungen und ihre Erläuterungen entnehmen wir dem Fünf - Elemente - Physio-Code® aus der entsprechenden Literatur der Autorin Jutta Streng (5).

4.2.5 Lokale Schmerzpunkte bei meinem Yang Ming - Kopfschmerz

Für die Physio-Code® - Therapie 5 zum Yang Ming - Kopfschmerz ist nun aller Mut gefordert, am lokalen Schmerzpunkt (LOK) zu rollen. Versuche es, wenn du dich den Leistungsstufen null bis drei zuordnen kannst (s. Abb. 25) und wenn dir danach ist. Erkenne die positive Wirkung. Bestenfalls trainiere sie in deinen schmerzfreien Phasen, also präventiv.

Abbildung 25: Leistungsstufen 0 bis 3 für lokale Schmerzorte

1. Die Stirn rollen mit der **PP - Übung: Yin 4 „Das dritte Auge rollen"**, mit der Intention (Meditation) vom dritten Auge (Yintang) aus, die ganze Stirn zu rollen (s. Abb. 26).
2. Die Schläfe rollen mit der **PP - Übung: „Schläfe rollen"** am PP - Punkt Taiyang (s. Abb. 27), beide Seiten.

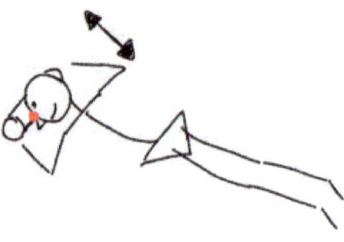

Abbildung 26: PP - Übung: Yin 4 „Das dritte Auge rollen"

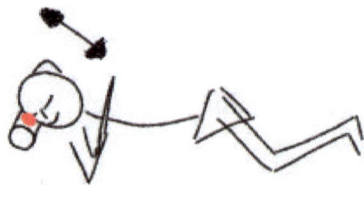

Abbildung 27: PP - Übung: Schläfe rollen, beide Seiten

Physiopressur für Stirn (Yintang) und Schläfe (Taiyang) - Anleitung:

touch: S. Abb. 26, Stirn: Ausgangsstellung Bauchlage, mit der Nasenwurzel (Glabella) auf die quergelegte PP - Rolle. Die Hände halten die Rolle etwas. Die Arme liegen locker. Das Brustbein hat weitestgehend Kontakt mit dem Boden. S. Abb. 27, Schläfe: Ausgangsstellung Seitenlage, mit der Schläfe auf die Rolle legen, nacheinander beide Seiten.

press: Brustbein strecken, so dass das Kinn zum Brustbein gezogen wird.

roll: Stirn und Schläfe: Brustbeinbewegung auf und ab durchführen. Zur Schläfe: Seitenwechsel

Respiration: Im Atemrhythmus: Einatmen das Brustbein senken, ausatmen das Brustbein heben, gerne mit Lippenbremse.

Meditation: Lächeln! Nutze ganz bildhafte Zukunftsgedanken, die dir bekömmliche, schöne Erlebnisse bescheren.

Repetition: 7, 14 oder 21 Wiederholungen im Atemrhythmus.

Direct effect: Wärme an der Stirn/Schläfe, die reflektorisch eine Auskühlung der Region bewirkt und damit Kopfschmerzen lindert, die Nase frei macht, den Schreck in den Gliedern mindert, Angst abbaut etc.

Fachliche Begründung für die Lokalpunkte bei Yang Ming - Kopfschmerz

Die fachliche Begründung für die Physiopressur an den Lokalpunkten:

Frage: Warum bearbeiten wir die Stirn und/oder die Schläfen mit der PP - Rolle?
Antwort:
1. Das tun wir nur, wenn der Schmerz es zulässt oder präventiv in der schmerzfreien Zeit. Über der Nasenwurzel wirkt der Lokalpunkt Yintang (Drittes Auge). Außerdem stellt die Region der Stirn mit ihren horizontalen Falten den Reflexbereich des Darmes dar. Der Stirnkopfschmerz hat dort seine Wurzeln.
2. Die Schläfen entlasten über den PP - Punkt Taiyang den Magen, der als Meridian direkt hinter den Schläfen verläuft.

3. Das Üben mit der Rolle zeigt die Möglichkeiten des Selbertuns und die Eigenverantwortung bei lokalen Beschwerden jeglicher Art auf.

4. Durch die Übungsvarianten 1 bis 4 haben wir den Energiefluss vorbereitet, so dass der lokale Schmerz jetzt an der Stirn gut aufgelöst werden kann.

4.2.6   Sportliches Workin bei meinem Yang Ming - Kopfschmerz

In der Therapie - Variante 6 übst du dich im Rahmen des sportlichen Workins zum Physio-Code®. Diese Physiopressur ist wieder eine Herausforderung für dich. Führe sie also nur durch, wenn dir danach ist und du dich in den Leistungsstufen null bis drei wiederfindest (s. Abb. 28) oder wenn du in einer schmerzfreien Phase präventiv etwas tun möchtest.

Abbildung 28: Leistungsstufen 0 bis 3 für das sportliche Workin

Hier übst du das sportliche Workin aus dem Physio-Code® mit der **PP - Übung Yin 2 „Meer des Blutes am Knie"** (s. Abb. 29). Begebe Dich in den Seitstütz.

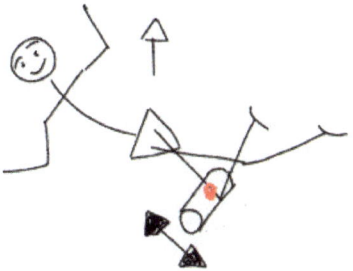

Abbildung 29: PP - Übung Yin 2 „Meer des Blutes am Knie"

Physiopressur Milz 10 - Anleitung:

touch: Ausgangsstellung Seitstütz. Der Oberschenkel des oberen Beines bekommt die Rolle untergelegt in Höhe des Knies parallel zum Unterschenkel, im 90 Grad Winkel zum Oberschenkel. Der Fuß steht höher in der Luft als das Knie (leichte Hüft - Innenrotation).

press: Das Becken anheben und halten.

roll: mit dem Becken die Rolle vor und zurück rollen über den PP -Punkt Mi 10 (s. Abb. 29).

Respiration: Im Atemrhythmus: einatmen bedeutet das Knie heranrollen, ausatmen bedeutet vorrollen, gerne mit Lippenbremse.

Meditation: Lächeln! Denke an ein schönes gelbes Ereignis, und wenn es die Sonne im Herzen ist. Lass in Gedanken los, widme dich deiner Ausstrahlung.

Repetition: 7, 14 oder 21 Atemzüge, solange bis die Schulterregion nicht mehr gehalten werden kann. Seitenwechsel.

Variation: Für den niedrigeren Leistungsanspruch kann das Becken auf dem Boden liegen bleiben.

Fachliche Begründung zum sportlichen Workin bei Yang Ming - Kopfschmerz

Die fachliche Begründung zu deinem sportlichen Workin aus dem Physio-Code®:

Frage: Warum beüben wir so anstrengend mit der PP - Rolle?
Antwort:
1. Der Physio-Code® vermittelt Aussicht auf Linderung der Beschwerden durch eigenverantwortliche Bewegung mit Berührung. Je größer der Reiz im zulässigen Maß, um so größer der Energiefluss, um so direkter und langanhaltender die Wirkung.
2. Der PP - Punkt Milz 10 eröffnet zudem eine direkte Wirkung auf die Fließeigenschaft und die Temperatur des Blutes. Yang Ming - Kopfschmerz ist ein Stau der Hitze im frontalen Kopfbereich. Dieser Hitzestau wird traditionell durch den PP - Punkt Milz 10 am vorderen, inneren Oberschenkel direkt positiv beeinflusst und beseitigt. Die Stirn wird von innen gekühlt und bekommt freien Durchfluss von Flüssigkeiten und damit von Energie.
3. Außerdem ist es eine sportliche Kraft - Übung. Das stärkt dein Selbstvertrauen für andere Aktivitäten im Allgemeinen und für andere Sportarten. In memoriam Aristoteles: Bewegung ist Leben.

4.2.7 Ernährungstipps bei meinem Yang Ming - Kopfschmerz

Deine Ernährung ist deine Physio-Code® - Medizin. „Du bist, was du isst." In deiner Ernährung zum Yang Ming Kopfschmerz sind die Empfehlungen eindeutig. Sie gelten immer in Kombination mit den Ernährungstipps aus allen Sektoren, also mit den Tipps aus Sektor 2 und Sektor 3, damit die Energie in den Sektoren zirkulieren, fließen kann. Im Sektor 1 kannst du folgende Schwerpunkte setzen:

Jede Form von Stirn/Schläfen - Kopfschmerz hat etwas mit der Verdauung zu tun. Nicht zuletzt, weil die entsprechenden Organe, der Magen, der Dickdarm, die Milz mit dem Pankreas und die Lunge (deren Energieverlauf im Magen beginnt) aus dem Sektor 1 betroffen sind. Das bedeutet auch, dass du täglich in allen Leistungsstufen daran arbeiten kannst und musst.

Die sensible Zeit für die Organe Dickdarm, Magen und Milz/Pankreas ist zwischen 5.00 Uhr und 11.00 Uhr (s. das Sechs - Schichten - Modell, Kap. 2, Abb. 3). In der Zeit müssen sie gestärkt werden. Das Organ die Lunge, dessen Meridian im Magen entspringt, hat seine Zeit von 3.00 Uhr bis 5.00 Uhr morgens. Wegen der Sauerstoffversorgung über die Atmung und der Flüssigkeitsversorgung des Körpers über den Blutweg hat die Lunge eine vorbereitende, starke Wirkung auf die Verdauungsvorgänge. Und schließlich ist die Lunge nur zusammen mit dem Dickdarm im Metall - Element geeint. In ihrer Funktion trennen sie beide „Gutes" vom „Schlechten". Es sind also diese vier Verdauungsorgane, die auch über die Nahrung gestärkt werden können und dann alle deine anderen inneren Organe versorgen. Wegen der ihr zugesprochen Hochzeit von 3.00 Uhr bis 5.00 Uhr, zusammen mit den anderen Verdauungsorganen bis 11.00 Uhr ist dir unbedingt zu empfehlen, zu frühstücken, bestenfalls warm. Es gilt in der TCM generell regelmäßig und wenn nicht unbedingt warm, so doch wenigstens gekocht zu essen!

Morgens, ab ca. 6.00 Uhr, ein Congee (engl. *congee* Reisbrei) oder Porridge (engl. *porridge* Haferbrei) auf Basis von Reis, Haferflocken, Roggengraupen, Hirse, Quinoa etc. mit Früchten der Saison und etwas Salz und Fett (Nüsse, wertvolle Öle, Mandelmus, ein Stich Butter etc.), im Herbst und Winter gern auch mit Trockenfrüchten. Das Ganze in Wasser (nicht mit Milch!) aufkochen. Mit ein wenig gutem Honig bei Bedarf mischen. Anschließend ein Topping bereiten aus Kräutern (Salbei, Pfefferminze, Süßholzwurzel, Anisfrüchte, Spitzwegerich, Huflattich etc.) und/oder Kernen und Samen (Cashew,

Mandel, Pinie, Sonnenblume, Kürbis, Leinsaat etc.). Im Hochsommer muss dieses Congee nicht warm gegessen werden. Du kannst es einfach den Abend zuvor vorbereiten und dann morgens genießen.

Vergiss nicht: morgens darfst du soviel Süßes essen, wie es dir bekommt. Da ist auch mal eine, bestenfalls selbstgemachte Marmelade als Brotaufstrich oder als Congee - Einlage wertvoller als Quark, Frischkäse, Käse oder Wurst, Schinken oder Ei. Es ist die Zeit für das Erde - Element, das dem Geschmack süß zugeordnet ist, das es süß braucht! Es vergeht damit der Süßigkeitenhunger am übrigen Tag. Versprochen. Aber, Achtung: hier ist nicht die Industriezuckersüße gemeint. Industriezucker - Konsum ist das neue Rauchen. Viele zivilisationsbedingte Erkrankungen werden heute, auch schulmedizinisch nachgewiesen, auf zu viel Zucker in der Nahrung zurückgeführt, da gehört der Yang Ming - Kopfschmerz auch dazu. Kohlenhydrate, die chemisch das Süße repräsentieren, sind gewünscht, aber bitte komplex sollen sie sein: Das Korn von Reis, Hafer, Roggen etc., die Früchte, Honig etc. besitzen einen natürlich - hohen glykämischen Index. Du brauchst nichts mehr nachsüßen mit Industriezucker oder deren Produkten, auch nicht mit Zuckerersatzstoffen.

Gern wird auf den höheren, scheinbar negativ wirkenden Blutzucker - Anstieg verwiesen, den ein solches Congee in unserem Körper nach sich zieht. Hast du früh genug gefrühstückt, wäre dieser Anstieg bis 11.00 Uhr ganz natürlich, um am Tag mit Kohlenhydraten und deren Verdauungssekreten gut versorgt zu sein, ohne dass du damit zunimmst. Eine Diät, im ernährungswissen-schaftlichen Sinne ohne Kohlenhydrate führt zu Fehlversorgungen und fördert Blockaden unterschiedlichster Art (wie du vielleicht an deinem Kopfschmerz merken kannst). Ein Zuviel an ungesunden, kurzkettigen Kohlenhydraten durch Weißmehlprodukte wie Brötchen, Brot, Kuchen, Pizza, Nudeln etc. ist natürlich auch ungesund. Ein zu hoher Blutzuckerspiegel nach 11.00 Uhr sollte daher vermieden werden. Du registrierst es an deinem Kopf (- schmerz). Die guten Kohlenhydrate zur rechten Zeit sind immer die Basis für die Ernährung und Garantie für die gute Funktion der übrigen Organe. Nach der „kosmologischen Sequenz" (6) steht das Erde - Element im Zentrum der natürlichen Versorgung aller Organe. Es ist der Motor zur Verteilung der aus ihm entstehenden Energie, für den Rest des Körpers und des Tages. Also fördere das Erde - Element mit guten Kohlenhydraten zur richtigen Zeit, weil es für das Süße im Leben steht. Genieße es.

Mittags greife zur natürlichen Mischkost: leichte komplexe Kohlenhydrate, auch gern Kartoffeln, mit reichlich Gemüse, im Sommer auch gern Salat, und dazu wenig eiweißhaltige Speise (wenig Fleisch, Fisch, Wurst, Käse, Ei etc.). Bereite Dir Dein Mittagessen mit nicht zu viel Fett und extremen Gewürzen zu (vermeide Chili und Knoblauch, zu viel Ingwer, Schnittlauch, Zwiebeln etc.). Rotes Fleisch, gesättigte Fettsäuren und extreme Gewürze führen dazu, zu viel Hitze im Körper anzusammeln. Sie führt wiederum dazu, dass Dein Nahrungsbrei im Körper zu einer pathologischen (altgriechisch πάθος páthos, Krankheit, Leiden, Leidenschaft) Feuchtigkeit eindickt, worunter wir in der TCM den übermäßigen „Schleim" verstehen. Schleim in der Nase oder in den Bronchien ist ein Beispiel dafür. Er entsteht nicht zwingend bakteriell oder durch eine Virusinfektion. Manchmal möchte der Körper über die Nase oder auch andere Körperöffnungen einfach nur entgiften. Ein anderes Beispiel für übermäßigen TCM - Schleim im Körper ist uns der vertrautere Begriff „Fett". Thermisch hitzige Lebensmittel fördern also die Schleim - und Fettansammlungen im Körper.

Abends verzichte auf eine volle Mahlzeit. Greife zu gekochtem, gesund bekräutertem Gemüse mit ein wenig Ei, eine leichte Suppe mit viel Gemüse, wenn nötig weißes Fleisch (das betrifft auch weißen Fisch), aber wenig davon und möglichst nicht scharf, also hitzig gebraten (wegen der zusätzlichen Hitze - Energie). Verzichte am Abend auf Brot und auf rohen Salat, da der Verdauungsprozess dadurch belastet wird. Das gekochte Gemüse kann zu einem bunten Gemüsesalat, Linsensalat, Reissalat oder in der Suppe etc. verarbeitet werden. Gekocht heißt dabei nicht zerkocht und nicht vitaminarm. Die TCM beschreibt nicht so einen Hype um die Vitamine, weil wir nur sehr selten auf einer Galeere leben, mit der Gefahr, dort an Skorbut (Vitamin C - Mangel) zu erkranken. Eine obst - und gemüsereiche Kochkost enthält ausreichend Zusatzstoffe jeglicher Art.

Sollen oder können es nur zwei Mahlzeiten pro Tag sein, achte darauf, dass abends nicht Deine Hauptmahlzeit ist, sondern morgens! Die Gründe dürften nun bekannt sein (s. Sechs - Schichten - Modell). Und beim ach so modernen Intervallfasten darf auf keinen Fall das Frühstück ausfallen. Das Abendessen ausfallen lassen ist wesentlich verträglicher und langfristig erfolgreicher, auch wenn es vielleicht durch den Alltag bedingt, schwieriger umzusetzen ist.

Die TCM verfolgt den Gedanken des Vorverdauungsprozesses mit dem Kochen. Ich halte das gekochte Essen für eine sehr bekömmliche Art in unserer schnelllebigen Zeit, bei den vielen Anforderungen, die unserem Magen heutzutage zu Teil wird. Er muss nicht nur die Nahrung, oder Getränke mit niedrigem PH - Wert, also saure Getränke (Kaffee, schwarzer Tee, Alkohol etc.) verdauen, sondern auch Emotionen. Wir kennen den Spruch: „Liebe geht durch den Magen". Das passiert leider ebenso bei negativen Gefühlen.

Und belege deine Ernährung nicht mit zu vielen Dogmen. Finde eine Balance in deinem Alltag. Bei Gelüsten gib auch mal nach und sei großzügig mit dir. Gönne dir Oasen des Friedens mit deinem Essen. Es ist wie mit den PP - Übungen und dem Leben allgemein: sorge für eine harmonische Vorbereitung, konzentriere dich kurz auf den konkreten Ablauf und dann las los, freue dich, sei dankbar und genieße.

Hast du nun Appetit bekommen, Dein Erde - Element (Milz-/Pankreas und Magen) und als Kind der „Mutter Erde" auch, das Metall - Element (Lunge und Dickdarm) zu stärken? Die Blockaden werden sich in den entsprechenden Organen und Meridianen lösen können. Dein Kopf wird es Dir danken.

Wenn du dich im Fluss mit den zwei anderen sektoriellen Ernährungs-empfehlungen befindest, ist dein Körper ausgewogen ernährt. Somit haben deine übrigen 4 Ebenen für Training, Heilung und Resilienz (s. Kap. 1, Abb. 1) die beste Basis sich harmonisch zu entfalten.

4.2.8 Alle Übungen zu meinem Yang Ming - Kopfschmerz

Verschaffe dir einen Überblick über alle deine 12 Physiopressur - Punkte - Regionen und den daraus resultierenden Übungen (s. Abb. 30):

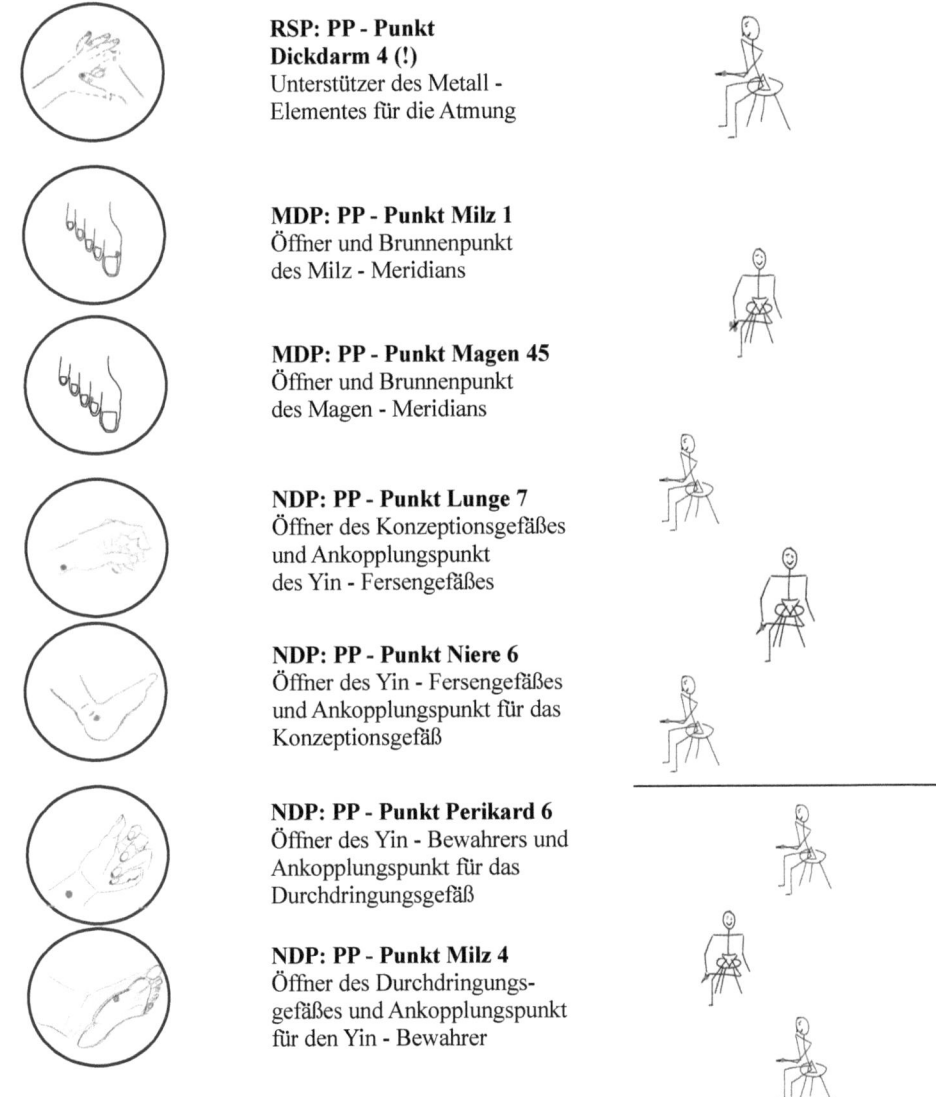

RSP: PP - Punkt
Dickdarm 4 (!)
Unterstützer des Metall -
Elementes für die Atmung

MDP: PP - Punkt Milz 1
Öffner und Brunnenpunkt
des Milz - Meridians

MDP: PP - Punkt Magen 45
Öffner und Brunnenpunkt
des Magen - Meridians

NDP: PP - Punkt Lunge 7
Öffner des Konzeptionsgefäßes
und Ankopplungspunkt
des Yin - Fersengefäßes

NDP: PP - Punkt Niere 6
Öffner des Yin - Fersengefäßes
und Ankopplungspunkt für das
Konzeptionsgefäß

NDP: PP - Punkt Perikard 6
Öffner des Yin - Bewahrers und
Ankopplungspunkt für das
Durchdringungsgefäß

NDP: PP - Punkt Milz 4
Öffner des Durchdringungs-
gefäßes und Ankopplungspunkt
für den Yin - Bewahrer

Abbildung 30: Physiopressur bei Stirn/Schläfenkopfschmerz

53

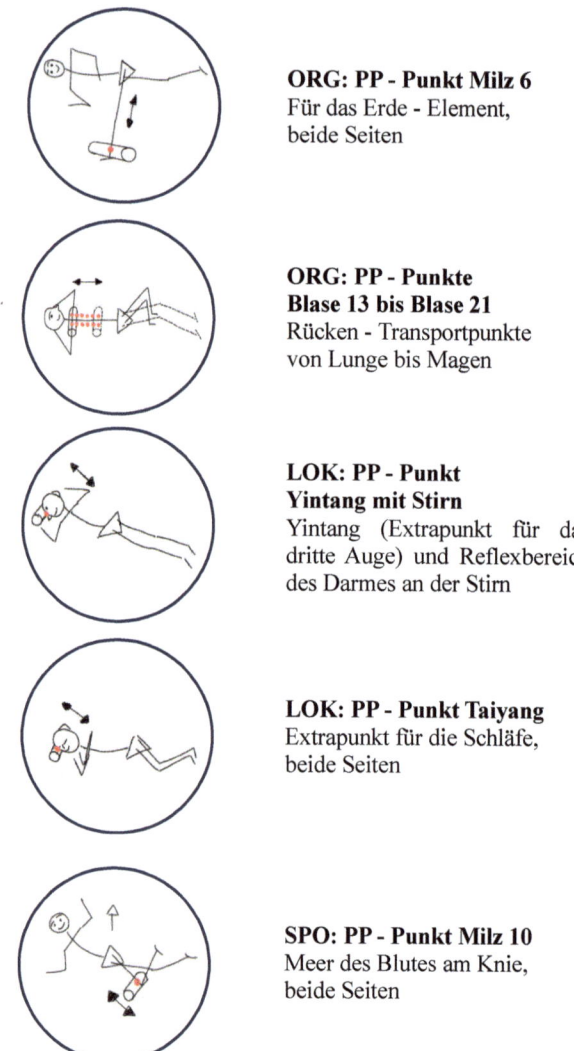

ORG: PP - Punkt Milz 6
Für das Erde - Element,
beide Seiten

**ORG: PP - Punkte
Blase 13 bis Blase 21**
Rücken - Transportpunkte
von Lunge bis Magen

**LOK: PP - Punkt
Yintang mit Stirn**
Yintang (Extrapunkt für das
dritte Auge) und Reflexbereich
des Darmes an der Stirn

LOK: PP - Punkt Taiyang
Extrapunkt für die Schläfe,
beide Seiten

SPO: PP - Punkt Milz 10
Meer des Blutes am Knie,
beide Seiten

Fortsetzung Abbildung 30: Physiopressur bei Stirn/Schläfenkopfschmerz

Du hast nun deinen Yang - Ming - Kopfschmerz selbst reguliert mit 12 verschiedenen Physiopressur - Punkt - Regionen und einem kleinen Einblick in die Ernährung dazu. Bedenke, dass alle drei Sektoren miteinander in Fluss kommen und, dass zu jeder ausgewogenen Physio-Code® - Therapie, neben den sieben Übungsvarianten auch immer ein kleines Ausdauertraining gehört, wenigstens einen kleinen 30 - minütigen Spaziergang pro Tag.

Herzlichen Glückwunsch!

und nicht vergessen:

Keep on rolling!

Von den Punkten zu den Sternen

5 Entschlüssele selbst deinen Hinterkopfschmerz / Zugluftkopfschmerz (Tai Yang)

Mittels Bewegung mit Berührung bekommst du hier die Anleitung, deinen Hinterkopf - bzw. Zugluftkopfschmerz selbst zu entschlüsseln. Für unsere Resilienz, unsere Widerstandskraft braucht es wieder Bewegung mit Berührung, die der Physio-Code® vermittelt. Das YouTube Video „Von den Punkten zu den Sternen, Sensation 3" unterstützt dich dabei. Es werden therapeutische Trainingswege aufgezeigt, um beim Tai Yang - Kopfschmerz selbst aktiv werden zu können.

5.1 Meine Analyse bei meinem Tai Yang - Kopfschmerz

Auch zu diesem therapeutischen Training gehört eine individuelle Analyse. In der Physio-Code® - Analyse zum Tai Yang - Kopfschmerz befindet sich dein Schmerz am Hinterkopf und Nacken (s. Abb. 31). In einigen Fällen kann sich dabei dein Augeninnenrand, an der inneren Augenhöhle zur Augenbraue, zusätzlich schmerzhaft zeigen (s. Abb. 31 und Abb. 32). Die Diagnose in der TCM lautet: Tai Yang - Kopfschmerz (chin. *Tai Yang* großes Yang), (s. Abb. 33). Mein Fazit in deiner Analyse: Große Yang - Ereignisse werfen ihre Schatten voraus.

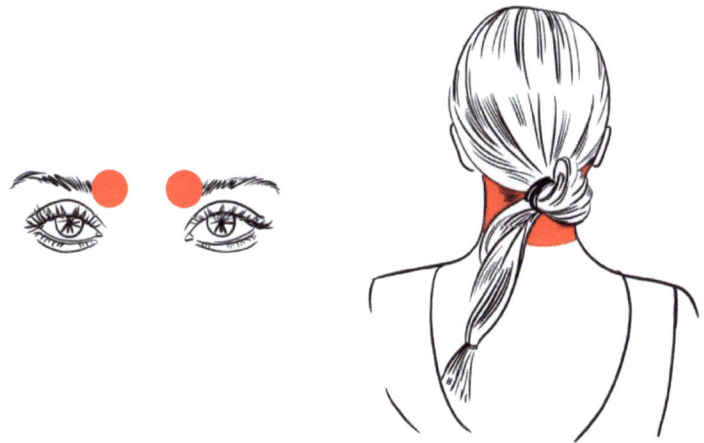

Abbildung 31: Der Hinterkopfschmerz oder Zugluftkopfschmerz (Tai Yang)

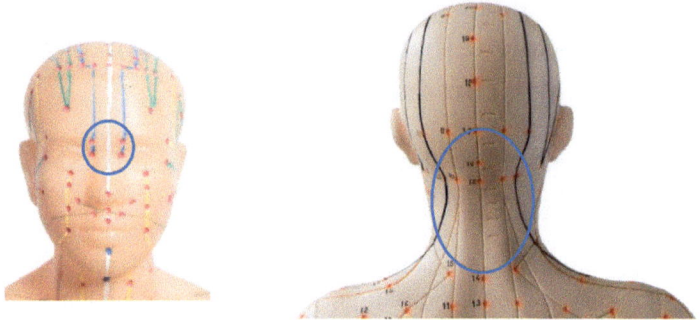

Abbildung 32: blau - umkreiste PP - Punkte links: Blase 1 (innerer Augenwinkel), Blase 2 (innerer Augenbrauenrand), beide Seiten; rechts: Du Mai mittig, Blasenmeridian rechts und links daneben, Gallenblasenmeridian dunkel, außen, beide Seiten.

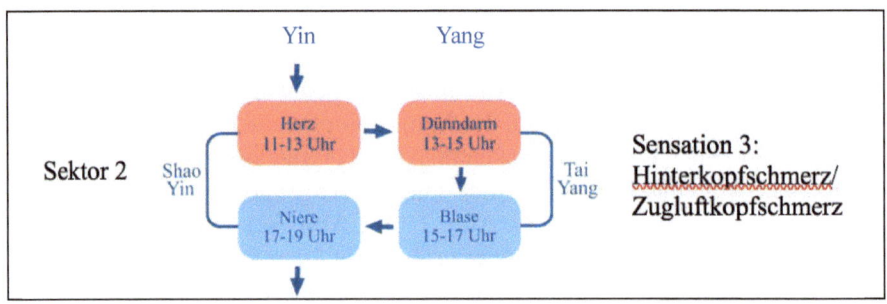

Abbildung 33: Sektor 2 zum Hinterkopfschmerz/Zugluftkopfschmerz (Tai Yang)

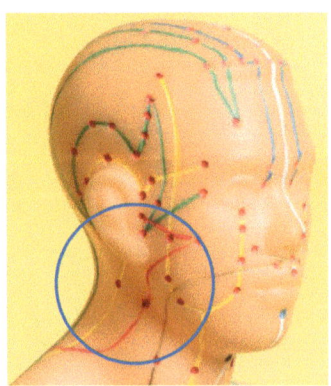

Abbildung 34: blau - umkreiste, rote Linie: Dünndarm - Meridian, beide Seiten

In der TCM wird deswegen von einem Tai Yang - Kopfschmerz gesprochen, weil sich die blockierten Yang - Meridiane, hier im Tai Yang aus dem Sektor 2, als Schmerz zeigen, in der Regel beidseits. Dieses klinische Erscheinungs-bild weist ursächlich sowohl auf deine betroffenen **Dünndarm - und Blasen - Meridiane** als auch auf ihre **Organe** hin. Das muss wieder kein schulmedizinisch nachweisbarer Schaden deiner Organe sein. Vielleicht verbirgt sich dahinter aber ein chemisch, thermisch oder mechanisch begründeter, gestörter Dünndarm - und Blasenbereich durch Ernährungsfehler oder auch durch Belastungen innerhalb der fünf Physio-Code® - Ebenen für Training, Heilung und Resilienz (s. Kap. 1, Abb. 1). Dies können körperliche, elektromagnetische (emotionale), psychische (mentale), intuitive (vergangen-heitsorientierte) oder seelische (innere Weisheit) Belastungen sein. Deine beidseitigen Dünndarm - Meridiane ziehen seitlich am Nacken vorbei (s. Abb. 34) und ihre Energie fließt in deine Blasen - Meridiane ein. Die beiden Blasenmeridiane beginnen zwischen den Augen (s. Abb. 32 links) und verlaufen vom Augeninnenrand über den Kopf, durch den Schmerzbereich am Hinterkopf (s. Abb. 32 rechts und Abb. 39, Blasen - Hauptmeridian) über den Rücken, das Becken, am rückwärtigen Bein bis hin zur kleinen Zehe, beidseits. Wegen der Windanfälligkeit im Nacken zeigt sich eine Tai Yang - Blockade vornehmlich am Kopfbereich. Dieser Bereich dient dir zur Analyse zum Hinterkopfschmerz und auch bei Zugluft.

Yang (Tai Yang)	Yin (Shao Yin)	Natur - Element
Dünndarm	Herz	Feuer
Blase	Nieren	Wasser

Abbildung 35: Elemente - Zugehörigkeit im Sektor 2

Analyse und Therapie erfolgen zusammen mit dem Yin im Sektor 2 (s. Abb. 33 u. 35). Deine **Herz - und Nieren -** Organe und Meridiane des Shao Yin sind somit ebenfalls energetisch betroffen, zeigen sich aber erst später an der Oberfläche (schulmedizinisch). Die Yang - Organe und - Meridiane stehen energetisch wie oben beschrieben in ihrer Zugehörigkeit zum Tai Yang. Dabei schützen die an der Oberfläche durch Schmerz bemerkbaren Tai Yang -

Meridiane das in der Tiefe leidende Shao Yin (chin. *Shao Yin* kleines Yin). Der Dünndarm schützt das Herz im Feuer - Element (s. Abb. 33 rot und Abb. 35) und die Blase schützt die Niere im Wasser - Element (s. Abb. 33 blau und Abb. 35). Im gesamten Sektor schützen beide Yang - Organe die beiden Yin - Organe. Das heißt, dass auch der Dünndarm die Nieren schützt und die Blase das Herz.

5.2   Meine Therapie bei meinem Tai Yang - Kopfschmerz

Hast du nach deiner Physio-Code® - Analyse die Örtlichkeit des Schmerzes am Kopf genau definiert an deinem Hinterkopf oder zwischen deinen Augenbrauen als Tai Yang - Kopfschmerz, so kannst du nun praktisch üben. Wir folgen der Prämisse: Jede*r kann sich selbst helfen! Jede*r kann sich selbst therapieren. (altgriechisch θεραπεία *therapeia* Dienst, Pflege, Heilung, Behandlung, von θεραπεύειν *therapeuein* heilen, dienen). Auch du! Sei Deinem Körper dienlich: übe, helfe dir selbst und therapiere dich. Welche Übungen es mit Hilfe der Physiopressur (PP) im Physio-Code® zu deinem Tai Yang - Kopfschmerz genau sein sollen, sei mit den sieben Varianten im Folgenden nun beschrieben.

5.2.1   Atmung bei meinem Tai Yang - Kopfschmerz

Die Konzentration auf deine Atmung zum Tai Yang - Kopfschmerz sollte immer und überall auch in allen Schmerzstadien möglich sein, also in allen Leistungsstufen (s. Abb. 36). Siehe zur Atmung auch auf YouTube „Von den Punkten zu den Sternen, Sensation 3", Variante 1.

Abbildung 36: Leistungsstufen 0 bis 10 für die Atmung

Wegen der Beteiligung der Nieren in diesem Sektor empfehle ich dir hier die Nasen - Einatmung und die Nasen - Ausatmung. Das klingt ungewöhnlich? Allein die Konzentration auf deine Atmung fördert die Lunge. Mit deiner Schwäche in diesem Sektor hat die Lunge aber nicht vordergründig etwas zu tun. In der tibetischen „Neun - Runden - Atmung" lernen wir die „Nase - zu - Nase - Atmung" für die Förderung deiner Nieren. Und sie verlangen im Sektor 2 danach, unterstützt zu werden, durch deinen Kopfschmerz sichtbar gemacht.

Zusätzliche Richtungsweisende Atemtechnik

Die zusätzliche richtungsweisende Atemtechnik für dich mit Tai Yang - Kopfschmerz verläuft ganz automatisch über die Fingerhaltung (s. Abb. 37).

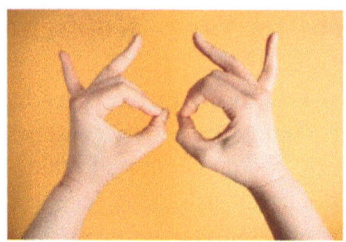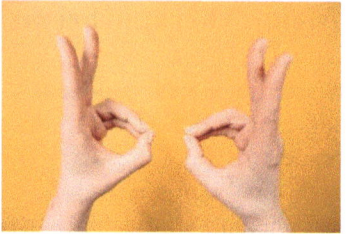

Abbildung 37: Fingerhaltung zur Unterstützung der Atemrichtung

Physiopressur über die Fingerkuppen - Anleitung:

touch: In entspannter Ausgangsstellung Sitz oder im Liegen, evtl. zur Beruhigung in stressigen Situationen gern auch im Stehen, den pinch grip mit beiden Händen ausführen.
1. Zunächst berühren wie gewohnt die Zeige - und Mittelfinger die Daumen.
2. Wechseln zu den Ringfingern mit den kleinen Fingern gegen die Daumen.

press: Die Finger jeweils gegen den Daumen drücken.

roll: Gerollt wird hier nicht.

Respiration: Gleichmäßig jeweils siebenmal ein - und ausatmen gerne mit Nasenatmung. Dann Fingerwechsel.

Meditation: Schließe deine Augen und kreiere gedanklich oder mit geöffneten Augen schaue bei deiner Übung auf blaue Symbole: Bäche, Flüsse, Meere, der Himmel. Und lächle.

Repetition: 7, 14 oder 21 Wiederholungen. Oder 3 x 7 mit Fingerwechsel.

Fachliche Begründung zur Atmung bei Tai Yang - Kopfschmerz

Zur fachlichen Begründung für diese nun neu erworbene Idee, über die Nase zu atmen, in Kombination mit der zusätzlichen richtungsweisenden Atemtechnik über die Hände, erreichst du mehr die unteren Rippenbewegungen. Darüber erfahren die Nieren eine Bewegung in ihrer Aufhängung. Das schmeichelt ihnen, sie werden besser durchblutet. Es wirkt wie eine körperinnere Massage. Vertraue altem Wissen und wende es für dich im Heute an. Hier und jetzt.

5.2.2 Entfernteste Distanzpunkte bei meinem Tai Yang - Kopfschmerz

Die MDP (engl. most distant points, entfernteste Distanzpunkte), die entferntesten Distanzpunkte, helfen dir bei Tai Yang - Kopfschmerz auch wenn du schwere Symptome hast, also große Schmerzen, oder als Prävention. ihre Physiopressur ist fast immer und überall durchführbar (s. Abb. 38). Siehe zur MDP auch auf YouTube „von den Punkten zu den Sternen, Sensation 3", Variante 2).

Abbildung 38: Leistungsstufen 0 bis 10 für die entferntesten Distanzpunkte

Die Variante 2 des Tai Yang - Kopfschmerzes über die entferntesten Distanzpunkte kannst du im Sitzen oder Liegen durchführen. Eine Behandlung über Therapeut*innen erfolgt im Liegen. Es werden die entferntesten Distanzpunkte an den betroffenen Hauptmeridianen mit der Physiopressur geöffnet. Sie liegen wieder an den Füßen, genauer an den Zehen.

Die entferntesten Distanzpunkte der Hauptmeridiane sind die traditionellen Brunnenpunkte des jeweils am Fuß befindlichen Tai Yang - Meridians und des Shao Yin - Meridians, des Wasser - Elementes. Du aktivierst somit im betroffenen Sektor 2 mit der Physiopressur die Brunnenpunkte. Das Tai Yang wird mit dem zum Fuß ziehenden Blasen - Meridian und seinem endenden **PP - Punkt Blase 67** beidseits geöffnet. Die Energie des Blasen - Hauptmeridians fließt in den Nieren - Hauptmeridian. Das Shao Yin des Nieren - Meridians, wird mit seinem Brunnenpunkt **PP - Punkt Niere 1** geöffnet.

Daraus folgert, dass du das Zehenrollen an der entsprechenden Zehe 5, an der Nagelfalz der Kleinzehe - Außenseite für das Blasen - Meridian - Ende (s. Abb. 39 u. Abb. 41) an beiden Seiten beginnst.

Anschließend öffnest du den Nieren - Meridian - Beginn an beiden Seiten (s. Abb. 40 u. Abb. 41) unter dem Fuß mittig, zwischen den beiden Zehenballen vom großen und kleinen Zeh, im Übergang vom oberen zum mittleren Drittel der Fußsohle.

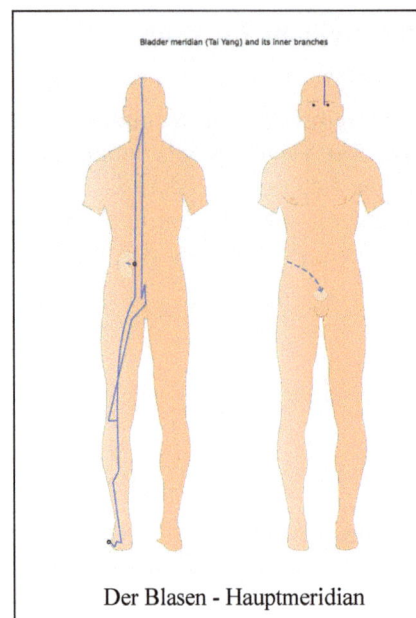

Bladder meridian (Tai Yang) and its inner branches

Der Blasen - Hauptmeridian

Der PP - Punkt Blase 67

Brunnen-, Endpunkt und Öffner des Blasen - Meridians an der Nagelfalz. An der Außenseite der kleinen Zehe, beide Seiten (rechter und linker Fuß).

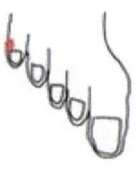

Abbildung 39: Blasen - Hauptmeridian und sein Öffner

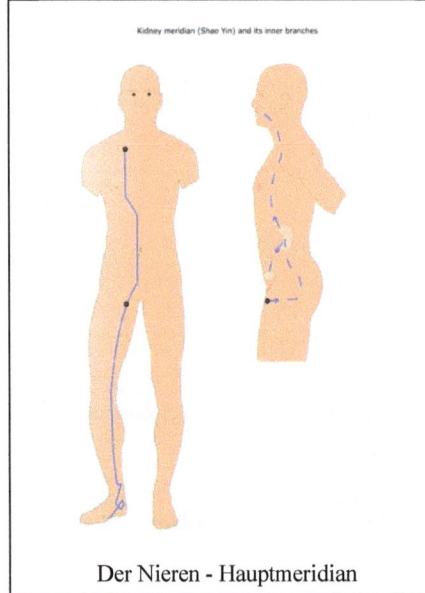

Kidney meridian (Shao Yin) and its inner branches

Der Nieren - Hauptmeridian

Der PP - Punkt Niere 1

Brunnen-, Anfangspunkt und Öffner des Nieren - Meridians unterhalb der beiden Zehenballen der großen und kleinen Zehe, beide Seiten (rechter und linker Fuß).

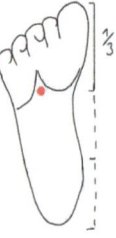

Abbildung 40: Nieren - Hauptmeridian und sein Öffner

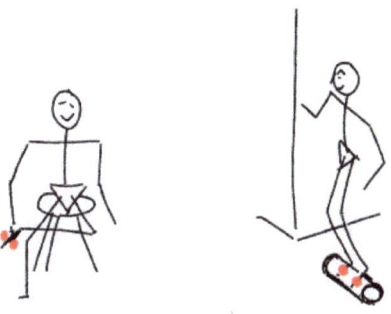

Abbildung 41: li: im Sitzen, PP - Punkte Niere 1 und Blase 67, beide Seiten; re: Stand, beide Seiten.

Die Physiopressur Blase 67 und Niere 1 - Anleitung

touch: 1. In der Ausgangsstellung Sitz auf dem Stuhl ein Bein überschlagen, mit dem Fuß auf den anderen Oberschenkel (s. Abb. 41). Mit der Hand/beiden Händen die kleine Zehe aufsuchen (Blase 67, s. Abb. 39) und anschließend zwischen den beiden Zehenballen (Niere 1, s. Abb. 40) berühren. Press and roll, dann Seitenwechsel.

   2. auf die PP - Rolle stellen, an der Wand festhalten.

press: Zu 1. mit den Fingern nacheinander an den PP - Punkten in die Tiefe drücken.

Zu 2. Die Sicherheit von der Wand lösen, Arme balancieren aus.

roll: zu 1. Mit den Fingern kreisende Bewegungen im Uhrzeigersinn, gerne auch mit dem Fingernagel an den PP - Punkten.

Zu 2. Staffelnd, nicht sofort 60 Sekunden freihändig ausbalancieren. Zur Steigerung auch gern mit geschlossenen Augen.

Respiration: Gleichmäßig ein - und ausatmen, gerne mit der Nasenatmung.

Meditation: Lasse blaue Bilder von fließendem Wasser entstehen, z.B. von Bächen, Flüssen, Wasserfällen, dem Ozean oder deiner nächsten Dusche Und lächle.

Repetition: 7, 14 oder 21 Wiederholungen, rechter und linker Fuß.

Fachliche Begründung zur MDP bei Tai Yang - Kopfschmerz

Die fachliche Begründung zur Nutzung der entferntesten Distanzpunkte:

<u>Frage:</u> (s. Kap. 4 u. 6): Warum beginnen wir mit der Physiopressur am Fuß obwohl der Schmerz am Kopf besteht?

<u>Antwort:</u> Wir arbeiten zunächst wie in der TCM über die entferntesten Distanzpunkte, die über die Energieströme der Hauptmeridiane wirken. Sie verlaufen von Kopf bis Fuß und umgekehrt von Fuß zu Kopf. Energie wird so wieder in Fluss gebracht. Über das Öffnen der Brunnenpunkte können wir gut Einfluss nehmen, da sie sehr oberflächlich liegen, wohingegen weitere PP - Punkte eines jeden Hauptmeridians immer weiter in der Tiefe verlaufen.

<u>Frage:</u> Warum arbeiten wir an der Nagelfalz der beiden **kleinen Zehen, außen?**

<u>Antwort:</u> Ende des Blasen - Hauptmeridians auf jeder Seite.

<u>Frage:</u> Und warum arbeiten wir beidseits unterhalb der **Fußsohle**?

<u>Antwort:</u> Beginn des Nieren - Hauptmeridians an beiden Füßen.

5.2.3   Nähere Distanzpunkte bei meinem Tai Yang - Kopfschmerz

Mit Hilfe der NDP, der näheren Distanzpunkte, werden an Hand und Fuß die entsprechenden Wundermeridiane des Wundermeridian - Paares II geöffnet, Siehe dazu auch auf YouTube: „von den Punkten zu den Sternen - Sensation 1 und 3", Variante 3. Diese Physiopressur ist auch wieder fast immer und überall, in allen Leistungsstufen durchführbar (s. Abb. 42).

Abbildung 42: Leistungsstufen 0 bis 10 für die näheren Distanzpunkte

Das Wundermeridian - Paar II für das Genick wird mit den **PP - Punkten Dünndarm 3 und Blase 62** geöffnet, beide Seiten (s. Abb. 43 u. 44).

Das Wundermeridianpaar II stellt das Gouverneurgefäß und das Yang - Fersengefäß dar. Der Öffner für das Gouverneurgefäß ist der PP - Punkte Dünndarm 3, beidseits gleichzeitig. Dafür sitzt du an einer Tischkante. Für die Physiopressur an Blase 62 als Öffner des Yang - Fersengefäßes presst du wie gewohnt im Sitzen mit einem übergeschlagenen Bein (s. Abb. 43): Mit einem Finger der gleichseitigen Hand unterhalb des Außenknöchels berühren, drücken und dann rollen (touch, press and roll). Mit der Physiopressur an Dünndarm 3 beginnen und auch enden, also die Pressur an Dünndarm 3 zweimal durchführen.

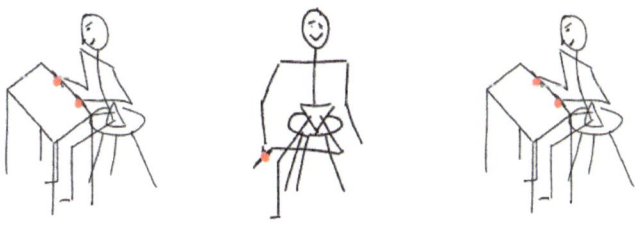

Abbildung 43: Öffnung Wundermeridianpaar II

Wundermeridianpaar II

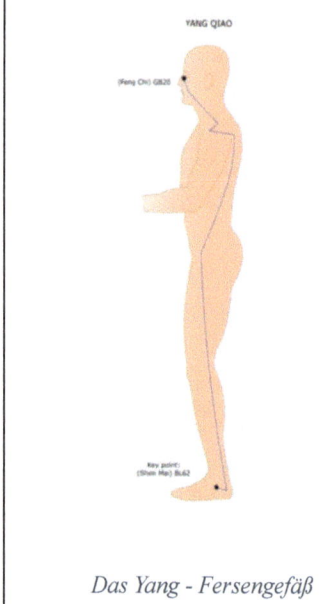

Das Gouverneurgefäß

Physiopressur Dünndarm 3

Öffner des Gouverneurgefäßes (Du Mai) und Ankopplungspunkt des Yang - Fersengefäßes,
an der Kleinfingerseite am Ende der horizontalen Linie in der Hand, die zum kleinen Finger führt (Herzlinie), beide Seiten.

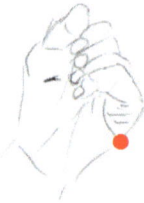

Physiopressur Blase 62

Öffner des Yang - Fersengefäßes (Yang Qiao Mai) und Ankopplungspunkt des Gouverneurgefäßes,
0,5 Daumenbreiten senkrecht unterhalb des Außenknöchels, beide Seiten.

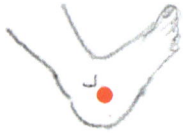

Das Yang - Fersengefäß

Abbildung 44: Öffnungs- und Ankopplungspunkte des Wundermeridianpaares II

Die Physiopressur Dünndarm 3 und Blase 62 - Anleitung:

touch: <u>Dünndarm 3:</u> In der Ausgangsstellung Sitz auf dem Stuhl vor dem Tisch, mit beiden Händen an der Kleinfingerseite (Ende der Herzlinie in der Hand) die Tischkante berühren (s. Abb. 43 und Abb. 44). <u>Blase 62:</u> ein Bein überschlagen und mit der anderen Hand 0,5 Daumenbreiten unterhalb des Außenknöchels ansetzen (s. Abb. 43 und Abb. 44).

press: An den jeweiligen Punkten drücken.

roll: <u>Dünndarm 3:</u> mit den Händen beidseits hin und her rollen. <u>Blase 62:</u> mit dem Mittelfinger klopfen oder rollen. Dünndarm 3 wiederholen: mit den Händen beidseits hin und her rollen. Seitenwechsel.

Respiration: Gleichmäßig ein - und ausatmen, gerne mit Nasenatmung.

Meditation: Lasse blaue Bilder von fließendem Wasser entstehen, z. B. von Bächen, Flüssen, Wasserfällen, dem Ozean oder deiner nächsten Dusche. Und lächle.

Repetition: 7, 14 oder 21 Wiederholungen, rechter und linker Fuß.

Fachliche Begründung zur NDP bei Tai Yang - Kopfschmerz

Die fachliche Begründung zur NDP. Der Physiopressur an den näheren Distanzpunkten, um die Wundermeridiane zu öffnen.

<u>Frage:</u> Was können die Wundermeridiane?
<u>Antwort (s. Kap. 1, 4 u. 6):</u> Die Wundermeridiane sind die äußerste Schicht unserer Körperenergie, die in direkter Verbindung zum universellen Qi stehen. Sie stellen das Energiereservoir für die Hauptmeridiane dar und sind bestimmten Körperregionen zugeordnet. Und durch die Lage ihrer sie öffnenden PP - Punkte nähern wir uns immer mehr dem Kopf an.

<u>Frage:</u> Welche Wundermeridiane sind es beim Tai Yang - Kopfschmerz?
<u>Antwort:</u> Wundermeridiane zeigen sich in Paaren. Wirkungsvoll ist hier das Wundermeridianpaar II für das Genick mit dem Gouverneurgefäß und dem Yang - Fersengefäß.

<u>Frage:</u> Welche PP - Punkte werden gedrückt und warum?

<u>Antwort:</u> Es sind jeweils die Öffner der Wundermeridiane, symmetrisch auf beiden Seiten, hier die PP - Punkte zum Öffnen des Wundermeridianpaares II. Es lässt sich öffnen und zur Verstärkung ankoppeln über die PP - Punkte am Dünndarmmeridian: Dünndarm 3 (Handgelenk) und am Blasenmeridian: Blase 62 (Fußgelenk). Diese PP - Punkte liegen dann auch auf den betroffenen Meridianen des Tai Yang.

5.2.4 Organe erreichen bei meinem Tai Yang - Kopfschmerz

In der Therapie - Variante 4 zum Tai Yang - Kopfschmerz erreichst du mit dem „Fünf - Elemente - Physio-Code®" die betroffenen Organe (ORG).
Hier werden die Übungen nun wieder etwas komplexer und damit herausfordernder. Kannst du dich den Leistungsstufen null bis sechs zuordnen, wie in Abbildung 45, dann traue dich. Zur Motivation unterstützt dich auf Youtube „Von den Punkten zu den Sternen, Sensation 3", Variante 4. Die Übungen wirken, lasse dich überraschen.

Abbildung 45: Leistungsstufen 0 bis 6 für das „Organe - Erreichen"

Aus dem „Fünf - Elemente - Physio-Code®" ergeben sich für den Tai Yang - Kopfschmerz mindestens drei kleine PP - Übungen. Es wird jeweils eine PP - Übung für das Wasser - Element und das Feuer - Element angewendet. Die dritte PP - Übung mit ihrer Ergänzung stärkt über die symmetrisch angelegten Blasen - Meridiane am Beispiel des Transportpunktes, Blase 27, beidseits, auch den Dünndarm. Beide, Blase und Dünndarm, stellen das Tai Yang dar.

1. Blase und Niere bilden das Wasser - Element für das Tai Yang. Daher aus dem Fünf - Elemente - Physio-Code® die **PP-Übung für das Wasser - Element** mit dem PP - Punkt **Niere 3** wählen (s. Abb. 46).

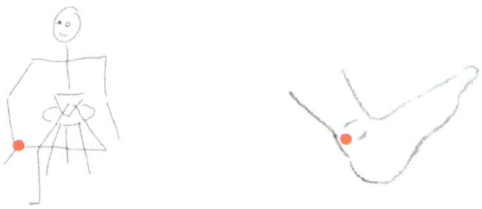

Abbildung 46: Physiopressur Niere 3 im Sitzen

Die Physiopressur Niere 3 - Anleitung

touch: In der Ausgangsstellung Sitz auf dem Stuhl ein Bein überschlagen, mit dem Fuß auf den anderen Oberschenkel (s. Abb. 46). Mit einem

Daumen oder dem Ende eines Stiftes den höchsten Punkt des Innenknöchels aufsuchen und auf der Höhe des Innenknöchels in Richtung Achillessehne die tiefste Mulde aufsuchen.

press: Mit dem Stift oder Daumen in die Tiefe drücken.

roll: Kreisende Bewegungen im Uhrzeigersinn mit dem Daumen oder dem Ende des Stifts ausüben. Seitenwechsel.

Respiration: Gleichmäßig ein - und ausatmen, gerne mit Nasenatmung.

Meditation: Lasse auch wieder blaue Bilder entstehen, z. B. von Bächen, Flüssen, Seen, dem Meer in sonniger Umgebung. Und lächle.

Repetition: 7, 14 oder 21 Wiederholungen, rechter und linker Fuß.

2. Dünndarm und Herz bilden das Feuer - Element für das Tai Yang. Daher aus dem Fünf - Elemente - Physio-Code® die **PP - Übung für das Feuer - Element** mit dem PP - Punkt **Magen 36** wählen (s. Abb. 47). Dies ist ein Beispiel dafür, dass um ein Feuer zu löschen kein PP - Punkt der Meridiane aus dem Feuer - Element genommen werden muss. In der Natur kann ein Feuer sehr gut mit Erde gelöscht werden. Der Magen - Meridian besteht aus dem Erde - Element und der PP - Punkt Magen 36 speziell ist der Erdepunkt und Meerpunkt des Magenmeridians.

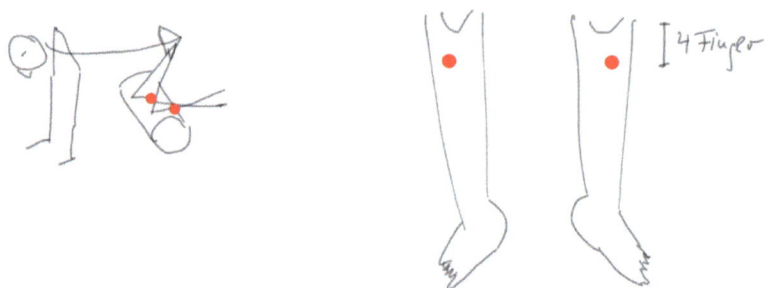

Abbildung 47: Physiopressur Magen 36

Die Physiopressur Magen 36 - Anleitung:

touch: Ausgangsstellung Vierfüßerstand. Die PP - Rolle quer, eine Hand breit unter den Kniescheiben. Hände stützen vor der Rolle. Zehen stützen noch ab.

press: Das Körpergewicht auf die Rolle abgeben, indem die Füße in der Luft gehalten und die Zehen übereinandergelegt werden.

roll: Kleine rollende Bewegungen vor und hinter diesem Punkt aus dem Rumpf ausüben, die Arme stützen das Gewicht ab.

Respiration: Entspannt ein - und ausatmen, gerne mit Nasenatmung.

Meditation: Suche dir Bilder im Kopf mit entspannten, fröhlichen Szenen des Sommers. Bei zu viel Hitze im Körper auch gern mit kühlender Sommerbrise oder einfach nur lächeln.

Repetition: 7, 14 oder 21 Wiederholungen.

3. Der Dünndarm - PP - Punkt Blase 27 mit den anderen Blasenpunkten am Becken beeinflussen direkt die Organe Blase und Dünndarm bei deinem Tai Yang - Kopfschmerz. Somit folgt nun die Physiopressur am Becken (s. Abb. 48).

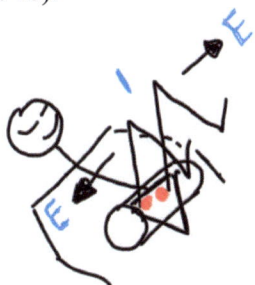

Abbildung 48: Physiopressur für Blase 27 und andere Blasenpunkte am Becken

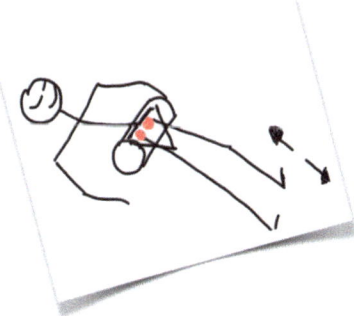

Abbildung 49: Ergänzung zur Physiopressur für Blase 27

Physiopressur Blase 27 - Anleitung:

touch: In der Ausgangsstellung auf dem Boden in Rückenlage, Beine angewinkelt. Die PP - Rolle quer unter das Becken ansetzen, Arme neben
den Körper legen.

press: Die Beine anheben, 90 Grad Beugung für Hüfte, Knie- und Sprung-
gelenke (s. Abb. 48).

roll: Die Rolle bleibt ruhig liegen, während Du mit beiden Beinen
gleichzeitig nach rechts und nach links bewegst im Winkel von „Fünf
vor zwölf bis fünf nach zwölf".

Respiration: Während des Von - rechts - nach - links - Rollens zur Seite
ausatmen (E wie exhale), zur Mitte zurück einatmen (I wie
inhale) und zur anderen Seite wieder ausatmen etc., gerne mit
Nasenatmung.

Meditation: Wir wollen hier das Feuer - Element kühlen daher lasse weiter
Bilder im Kopf entstehen von einer Quelle, von Bächen,
Flüssen, Wasserfällen, Seen bis hin zum großen Ozean. Und
lächle.

Repetition: 7, 14 oder 21 Wiederholungen, je nach Anstrengungsgrad oder
Bedarf für die Schwäche.

Supplement: Abschließend die Beine lang ablegen. Über das rhythmische
Bewegen mit den Füßen (über die Fersen rollen, nicht schieben)
die Rolle ganz leicht in Bewegung bringen. (s. Abb. 49).

Fachliche Begründung zur ORG bei Tai Yang - Kopfschmerz

Die fachliche Begründung für den Fünf - Elemente - Physio-Code®, um die
Organe zu erreichen:

Frage: Warum arbeiten wir mit der PP - Rolle am Becken, am Unterschenkel
und mit den Fingern am inneren Sprunggelenk?
Antwort: Wir ordnen den Kopfschmerz den Elementen zu. Beim Hinterkopf -
/ Zugluftkopfschmerz sind es die Elemente Wasser (Blase und Nieren) und
Feuer (Herz und Dünndarm). Damit stärken wir direkt die für diesen
Kopfschmerz anfälligen Organe. Die dazugehörigen Übungen sind dem Fünf
- Elemente - Physio-Code® aus der entsprechenden Literatur der Autorin Jutta
Streng (7) entnommen.

5.2.5 Lokalen Schmerzpunkte bei meinem Tai Yang - Kopfschmerz

In der Physio-Code® - Therapie 5 zum Tai Yang - Kopfschmerz rollst du deine Lokalpunkte (LOK). Du suchst bewusst die PP - Punkte am Schmerzort auf. Versuche die zwei Übungen und ihre Ergänzungen mit Mut in deinen Leistungsstufen null bis drei (s. Abb. 50). Bestenfalls trainiere sie in deinen schmerzfreien Phasen, also präventiv.

Abbildung 50: Leistungsstufen 0 bis 3 für lokale Schmerzorte

Zur Lokalpunkt - Therapie beim Tai Yang - Kopfschmerz eignen sich die zwei Schmerzorte Hinterkopf mit den PP - Punkten Blase 10, Gallenblase 20, jeweils beide Seiten und Du Mai 15 und Du Mai 16 und dem Augenbrauen - Innenrand mit dem PP - Punkt Blase 2.

1. Den Hinterkopf rollen an den Windpunkten mit der PP - Übung „Yang 4 Windpunkte" (s. Abb. 51) mit der Intention den Schmerz zuzulassen, dabei weg zu atmen und die Übung mit schönen Gedanken zu belegen von sonnigen Tagen an dahin - plätschernden Gewässern, sanft klappernden Wassermühlen, mäandernden Bächen etc.

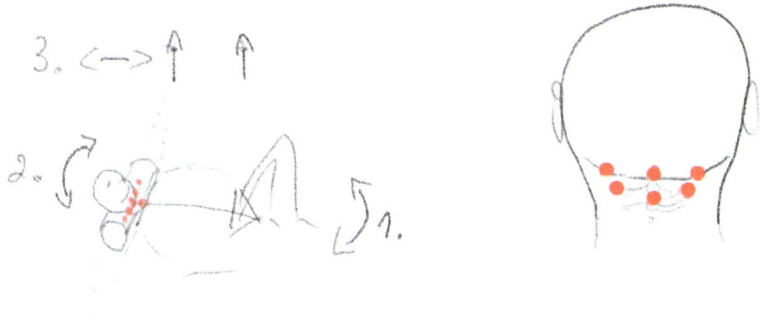

Abbildung 51: PP - Übung „Yang 4 Windpunkte"

Physiopressur der Windpunkte (Bl 10, Gb 20, Du 15, Du 16) - Anleitung:

touch: Ausgangsstellung Rückenlage, Kopf liegt mittig, die PP - Rolle am Hinterkopf (Occiput) (s. Abb. 51).

press: Arme locker neben dem Körper oder, falls die PP - Rolle sich während der Bewegung fortbewegt, die Rolle mit einem Finger beidseits festhalten (Ellenbogen dafür entspannt ablegen), die Beine sind angewinkelt mit den Füßen aufgestellt.

roll **1. Die Beine gemeinsam nach links und nach rechts drehend ablegen, den Kopf jeweils in die Gegenrichtung drehen (hier nicht abgebildet).**
2. Die Beine in Mittelposition halten, jetzt nur den Kopf nach rechts und nach links rollen.
3. s. Physio-Code® - Therapie 6, das sportliches Workin.

Respiration: Ruhiges Atmen „in den Bauch". Bauchdecke hebt und senkt sich. Oder: beim Einatmen den Kopf und die Beine zur Mitte der Körperlängsachse bewegen und beim Ausatmen den Kopf und die Beine von der Längsachse zur Seite bewegen, jeweils gegensinnig zum Kopf nach rechts und links. Gerne mit Nasenatmung.

Meditation: Lächeln! Suchen Sie sich eine zugluftarme, windgeschützte Position mental oder real und stellen Sie sich sonnige, warme Stunden an einem ruhigen Gewässer etc. (s. o.) vor.

Repetition: 7, 14 oder 21 Atemzüge.

2. Die Stirn rollen mit der PP - Übung: Yin 4 „Das dritte Auge rollen", mit der Intention nicht das dritte Auge an der Nasenwurzel (Glabella), sondern an den Augenbrauen zu rollen; für den Schmerz an den **Augenbrauen - Innenrändern** (s. Abb. 52). Das fördert beidseits den PP - Punkt Blase 2.

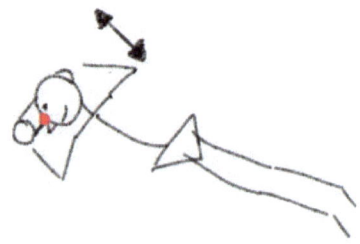

Abbildung 52: PP - Übung für die Augenbrauen - Innenränder

Physiopressur der Augenbrauen - Innenränder (Blase 2) - Anleitung

touch: Stirn: Ausgangsstellung Bauchlage, mit den Augenbrauen auf die quergelegte PP - Rolle. Die Hände halten die Rolle etwas. Die Arme liegen locker. Das Brustbein hat weitestgehendKontakt mit dem Boden (s. Abb. 52).

press: Brustbein strecken, so dass das Kinn zum Brustbein gezogen wird.

roll: Augenbrauen - Innenrand: kleine Brustbeinbewegung auf und ab durchführen oder auch nach rechts und links.

Respiration: Im Atemrhythmus: Einatmen das Brustbein senken, ausatmen das Brustbein heben.

Meditation: Augenbrauenränder Lächeln! Nutze ganz bildhafte Zukunfts-gedanken, die Dir bekömmliche, schöne Erlebnisse bescheren.

Repetition: 7, 14 oder 21 Atemzüge

Direct effect: Wärme zwischen den Augenbrauen, die reflektorisch eine Auskühlung der Region bewirkt und damit den Hinterkopf-schmerz lindert und die Augen entlastet.

Fachliche Begründung für die Lokalpunkte bei Tai Yang - Kopfschmerz

Die fachliche Begründung für die Physiopressur an den Lokalpunkten:

Frage: Warum bearbeiten wir den **Nacken** und an den **Augen** mit der PP - Rolle?
Antwort:
1. Das tun wir nur, wenn der Schmerz es zulässt. Die Lokalpunkte am Nacken werden in der TCM auch „Windpunkte" genannt. Der Hinter-kopf - oder Zugluftkopfschmerz zeigt dort u. a. seine Symptome.
2. Die Windpunkte sowie Blase 2 an den Augenbrauen entlasten die Blase und den Blasen - Hauptmeridian. Der Meridian verläuft direkt Vom Augeninnenrand über den Hinterkopf.
3. Das Üben mit der Rolle zeigt die Möglichkeiten des Selbertuns und die Eigenverantwortung bei Beschwerden jeglicher Art auf.
4. Durch die Übungs - Varianten 1 bis 4 haben wir den Energiefluss vorbereitet, so dass der lokale Schmerz im Nacken jetzt gut aufgelöst werden kann.

<u>Frage:</u> Ist bei **Augen - Innenrand** - Schmerz wegen der Nähe zur Nasenwurzel dieselbe Übung wie bei Yang Ming - Kopfschmerz an der Stirn zu beüben? Sie trägt auch den Namen PP - Übung: Yin 4 „Das dritte Auge rollen" (s. Kap. 4.2.5).

<u>Antwort:</u> Das ist eine sehr schlaue Abwandlung der Übung und Ziel im Physio-Code®, die gleiche Übung, mit kleinen Abwandlungen und einer neuen Intention zu belegen. Also ja, die PP - Übung Yin 4 aus dem sportlichen Workin des Physio-Codes® mit dem Namen PP - Übung: **Yin 4 „Das dritte Auge rollen"** empfiehlt sich auch in der Lokalpunkt - Therapie des Tai Yang - Kopfschmerzes, indem der Schmerzort mit der Rolle nun auf dem Augenbrauen - Innenrand zu suchen ist. Dort wird in kleinen Frequenzen gerollt, nicht über die ganze Stirn. Wir setzen diese PP - Übung in der LOK, Lokalpunkt - Therapie und im SPO, sportlichen Workin um (s. Physio-Code® - Therapie 5 und 6).

5.2.6   Sportliches Workin bei meinem Tai Yang - Kopfschmerz

In der Therapie - Variante 6 zum Tai Yang Kopfschmerz verwirklichst du dein sportliches Workin (SPO) im Physio-Code®. Diese Physiopressur verspricht, für dich wieder herausfordernd zu werden. Führe sie also nur durch, wenn dir danach ist und du dich in den Leistungsstufen null bis drei (s. Abb. 53) wiederfindest oder wenn du in einer schmerzfreien Phase präventiv etwas tun möchtest.

Abbildung 53: Leistungsstufen 0 bis 3 für das sportliche Workin

Hier wird das sportliche Workin aus dem Physio-Code® mit den oben gezeigten PP - Übungen aus der Lokalpunkt - Therapie geübt. Wir benutzen dieselben PP - Punkte, erhöhen aber die Intensität.

1.   Den Hinterkopf rollen an den Windpunkten mit der PP - Übung „Yang 4 Windpunkte" (s. Abb. 54) mit der Intention, den Schmerz zuzulassen, ihn dabei weg zu atmen und die Übung mit schönen Gedanken zu belegen von sonnigen Tagen an dahin - plätschernden Gewässern, sanft klappernden Wassermühlen, mäandernden Bächen etc.

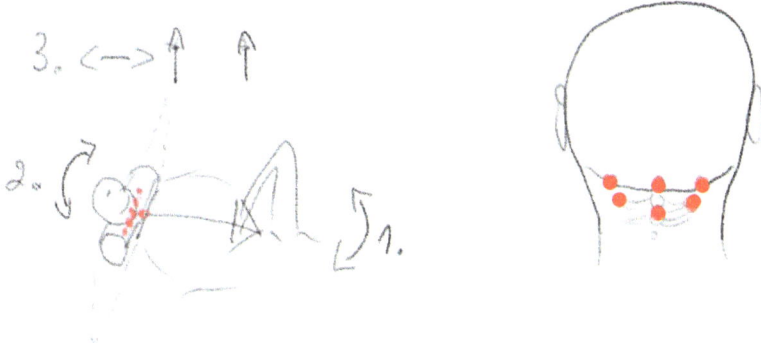

Abbildung 54: Die PP - Übung „Yang 4 Windpunkte"

Physiopressur der Windpunkte (Bl 10, Gb 20, Du 15, Du 16) - Anleitung:

touch: Ausgangsstellung Rückenlage, Kopf liegt mittig, PP - Rolle am Hinterkopf (Occiput) (s. Abb. 54).

press: Arme locker neben dem Körper oder, falls die PP - Rolle sich während der Bewegung fortbewegt, die Rolle mit einem Finger beidseits festhalten (Ellenbogen dafür entspannt ablegen), die Beine sind angewinkelt mit den Füßen aufgestellt.

roll: 1. u. 2. s. Lokalpunkt - Therapie (Variante 5.1)
3. Die Beine in Mittelposition halten, bei Leistungsvermögen das Becken mit dem Brustkorb anheben und jetzt über das Kinn kleine Nickbewegungen zum Brustbein ausführen, nicht die Halswirbelsäule nach hinten überstrecken. Gerne darf diese Übung auch an den individuellen Schmerzpunkten ausgeführt werden (den Kopf dafür an der PP - Rolle entlangführen und dort stoppen, um dann den Rumpf abzuheben und die Nickbewegung durchzuführen).

Respiration: Ruhiges Atmen „in den Bauch". Bauchdecke hebt und senkt sich. Gerne mit Nasenatmung.

Meditation: Lächeln! Suche dir eine zugluftarme, windgeschützte Position mental oder real und stelle dir sonnige, warme Stunden an einem ruhigen Gewässer vor etc. (s. o.).

Repetition: 7, 14 oder 21 Atemzüge.

2. Die Stirn rollen mit der abgewandelten PP - Übung: Yin 4 „Das dritte Auge rollen", mit der Intention (Meditation) nicht das dritte Auge an der Nasenwurzel (Glabella), sondern an den Augenbrauen zu rollen; für den Schmerz an den **Augenbrauen - Innenrändern,** PP - Punkt Blase 2 (s. Abb. 55).

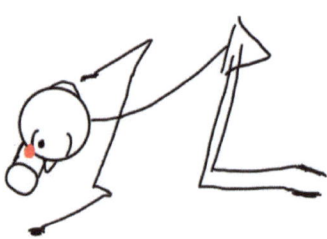

Abbildung 55: Die sportliche PP - Übung für die Augenbrauen - Innenränder

Physiopressur der Augenbrauen - Innenränder, Blase 2 - Anleitung:

touch: Ausgangsstellung Vierfüßerstand, mit beiden Augenbrauen auf die quergelegte PP - Rolle (s. Abb. 55). Die Arme stützen.

press: Brustbein strecken, so dass das Brustbein zum Kinn gezogen wird.

roll: Augenbrauen - Innenrand:
  1. kleine Nickbewegungen mit dem Kinn durchführen;
  2. mit dem Druck auf der PP - Rolle den Kopf nach rechts und links rollen.

Respiration: Ruhig atmen, gerne mit Nasenatmung.

Meditation: Lächeln! Nutze ganz bildhafte Zukunftsgedanken, die dir bekömmliche, schöne Erlebnisse bescheren.

Repetition: 7, 14 oder 21 Atemzüge.

Direct effect: Wärme zwischen den Augenbrauen, die reflektorisch eine Auskühlung der Region bewirkt und damit den Hinterkopfschmerz lindert und die Augen entlastet.

Fachliche Begründung zur SPO bei Tai Yang - Kopfschmerz

Die fachliche Begründung zu deinem sportlichen Workin aus dem Physio-Code®:

Frage: Warum beüben wir sportlich den Hinterkopf und den Augeninnenrand?
Antwort:
  1. (s. Kap. 4 u. 6) Der Physio-Code® vermittelt Aussicht auf Linderung der Beschwerden durch eigenverantwortliche Aktivität. Je größer der Reiz im zulässigen Maß, um so größer der Energiefluss, um so direkter und langanhaltender die Wirkung.
  2. Die Lokalpunkt - Übung (s. o.) Am Hinterkopf beruhigen die **Windpunkte** intensiver, wenn der Rumpf abgehoben wird. „**Yin 4: Das dritte Auge rollen**" wird hier wie oben beschrieben sehr begrenzt auf den Augeninnenrand. Der Druck auf ihn wird erhöht im Vierfüßerstand.
  3. (s. Kap. 4 u. 6) Außerdem ist es eine sportliche Kraft - Übung. Das stärkt dein Selbstvertrauen für andere Aktivitäten im Allgemeinen und für andere Sportarten. In memoriam Aristoteles: „Bewegung ist Leben".

5.2.7 Ernährungstipps bei meinem Tai Yang - Kopfschmerz

Deine Ernährung ist deine Physio-Code® - Medizin. Daher lies hier mit Tai Yang - Kopfschmerz ein paar Tipps für dich dazu. Natürlich gelten alle Ernährungstipps aus Sektor 1 ebenfalls für dich, da der Sektor 1 den Sektor 2 nährt. Und dieser nährt den Sektor 3, der wiederum den Sektor 1 nährt. Also beschäftige dich auch mit ihm. So schließt sich der Kreis, die Organuhr. Bei Hinterkopf - oder Zugluftkopfschmerz geht es in deiner Ernährung (NUT) nun um den Flüssigkeitshaushalt und damit in jedem Fall um das Trinkverhalten.

Die sensible Zeit für die Organe Herz, Dünndarm, Blase und Niere im Sektor 2 sind von 11.00 Uhr bis 19.00 Uhr. Es ist unbedingt zu empfehlen, in dieser Zeit viel Flüssigkeit zu sich zu nehmen.

Da das Feuerelement (Herz/Dünndarm) viel Flüssigkeit verbraucht und das Wasserelement (Blase/Niere) für die Wasserverteilung sorgt, sollten diese beiden Elemente unbedingt über das Trinken gefördert werden. Dabei ist vornehmlich Wasser gemeint, nicht aus dem Kühlschrank, sondern zimmertemperiert oder wärmer. Im Hochsommer darf das Wasser dann auch gern kühler getrunken werden, aber immer noch nicht direkt aus dem Kühlschrank und Vorsicht ist geboten mit Eiswürfeln. Die Menge der Flüssigkeit darf 30 bis 40 ml pro Kilogramm Körpergewicht betragen. Bei einer Person mit 60 Kilogramm Körpergewicht wären das 1,8 bis 2,4 Liter Wasser.

Ein chinesisches Sprichwort sagt: „Gedenke der Quelle, wenn du trinkst." Also genieße dieses kostbare Gut. Nicht in allen Ländern der Welt steht sauberes Trinkwasser zur Verfügung. Mache mal eine Wasserverkostung. Spüre Unterschiede. Entscheide nach deinem Geschmack und wechsele dann auch wieder mal. Informiere dich über die Zusammensetzung von Mineralwassern. Bedenke, dass Kohlensäure auch eine Säure ist, die deinen PH - Wert mindert, im Sinne des Negativen. Das gute Leitungswasser aus dem Wasserhahn ist in Deutschland höchsten Sicherheitsstandards unterstellt und daher in der Regel sehr gesund.

Flüssigere Nahrung in Form von Brei, Suppen und Eintöpfen empfiehlt sich ebenso. Das heißt außerdem, Finger weg von trockener Nahrung und austrocknender Nahrung. Kekse, Chips, Salzstangen, Knäckebrot, Brot, v. a. Brötchen ebenfalls meiden. Hitzige Nahrungsmittel, wie zu salzig oder scharfe Mahlzeiten auslassen. Auch die Kräuter Schnittlauch, Zwiebel, Knoblauch vermeiden, weil sie Hitze im Körper und damit pathologische Feuchtigkeit, produzieren. Diese pathologische Feuchtigkeit, die sich in Form von Schleim und/oder Fett zeigt, sollte ausgeleitet werden. Das gelingt über die angegebenen PP - Punkte und entsprechenden Lebensmittel. Ausleitende Lebensmittel sind: Reis, Hirse, Hafer, Linsen, gekochtes Wurzelgemüse, Gurke etc. Kartoffeln, gekocht, eignen sich hervorragend zur Ausleitung der pathologischen Feuchtigkeit, aber auch zur Sättigung. Aber Vorsicht mit Kartoffelgratin oder Kartoffelpüree. Die Zutaten lassen die guten Flüssigkeiten im Körper zu zähem Schleim ebenfalls verkommen. Also alle Lebensmittel möglichst einfach verarbeiten, im Kochprozess garen und mit den verdauungsförderlichen Kräutern, wie Petersilie, Basilikum, Bohnenkraut, Salbei, Löwenzahn, Kardamon, Kurkuma, Kreuzkümmel oder Koriander würzen. Salzen nur kurz vor dem Anrichten.

Das Feuchtigkeit - Ausleiten erfolgt auch durch Bewegung ganz allgemeiner Ausdauerart, besonders an der frischen Luft. Ein Spaziergang, das Waldbaden, das Fahrradfahren fördert damit unbedingt dein Tai Yang. Gute Erholung dabei!

Hast du nun Appetit bekommen, dein Feuer - und Wasser - Element zu stärken? Die Blockaden werden sich in den entsprechenden Organen und Meridianen lösen können. Dein Kopf wird es dir danken.

Wenn du dich im Fluss mit den zwei anderen sektoriellen Ernährungsempfehlungen befindest, sind alle deine Elemente in Balance, ist dein Körper ausgewogen ernährt. Somit haben deine übrigen 4 Ebenen für Training, Heilung und Resilienz (s. Kap. 1, Abb. 1) die beste Basis sich harmonisch zu entfalten.

5.2.8   Alle Übungen zu meinem Tai Yang - Kopfschmerz

Verschaffe dir einen Überblick über alle 11 beziehungsweise 12 Physiopressur - Punkte - Bereiche (s. Abb. 56) und mache immer wieder Pausen zum Nachspüren.

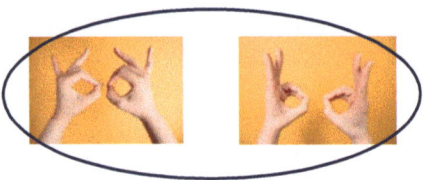
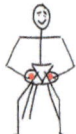

RSP:
PP - Punkte an
den Fingerkuppen
Öffner für die
Brustkorb - und
Bauchatmung

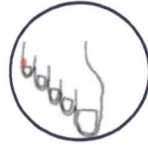

EDP:
PP - Punkt Blase 67
Öffner und Brunnenpunkt
des Blasen - Meridians

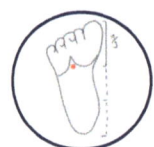
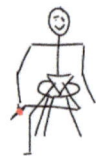

EDP:
PP - Punkt Niere 1
Öffner und Brunnenpunkt
des Nieren - Meridians

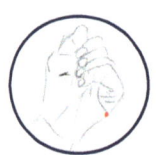
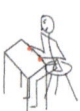

NDP:
PP - Punkt Dünndarm 3
Öffner des
Gouverneurgefäßes

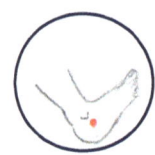
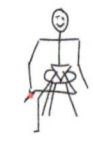

NDP:
PP - Punkt Blase 62
Öffner des Yang –
Fersengefäßes

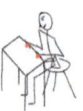

Abbildung 56: Physiopressur bei Tai Yang – Kopfschmerz

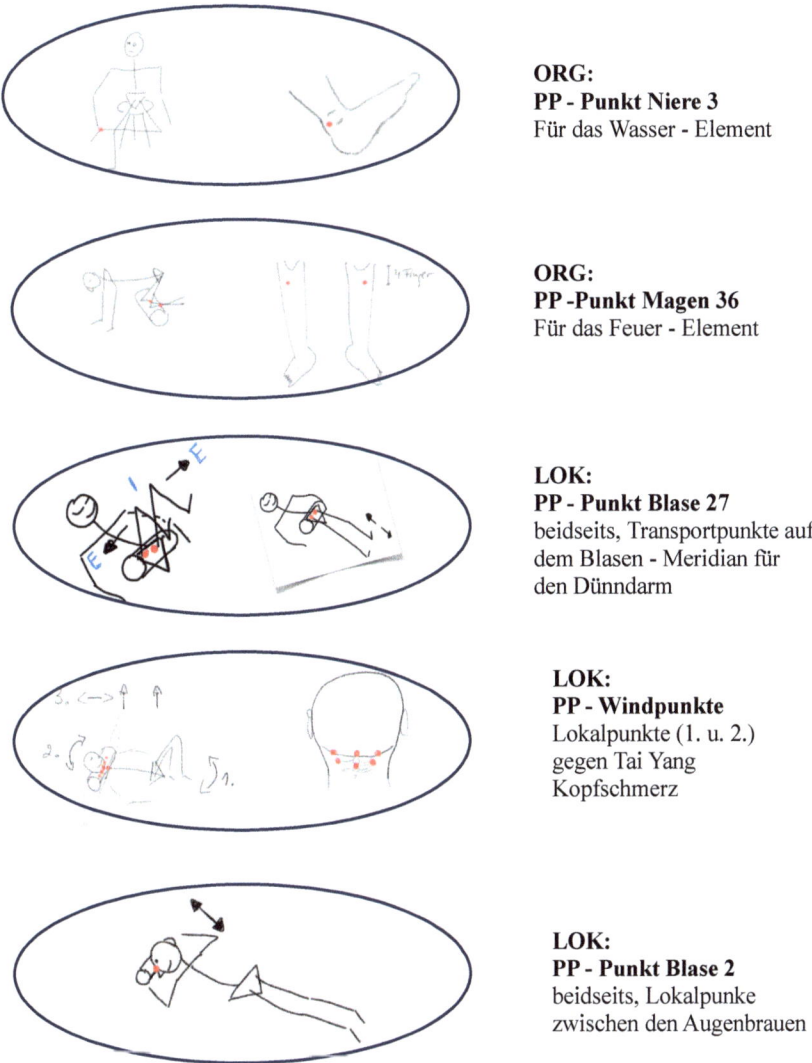

ORG:
PP - Punkt Niere 3
Für das Wasser - Element

ORG:
PP -Punkt Magen 36
Für das Feuer - Element

LOK:
PP - Punkt Blase 27
beidseits, Transportpunkte auf
dem Blasen - Meridian für
den Dünndarm

LOK:
PP - Windpunkte
Lokalpunkte (1. u. 2.)
gegen Tai Yang
Kopfschmerz

LOK:
PP - Punkt Blase 2
beidseits, Lokalpunke
zwischen den Augenbrauen

Fortsetzung 1 Abbildung 56: Physiopressur bei Tai Yang - Kopfschmerz

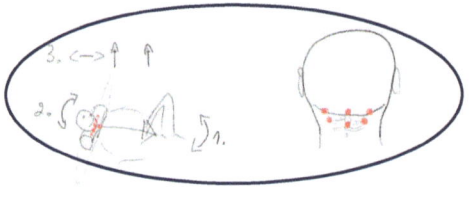

SPO:
PP - Windpunkte
Als sportliches Workin (3.)

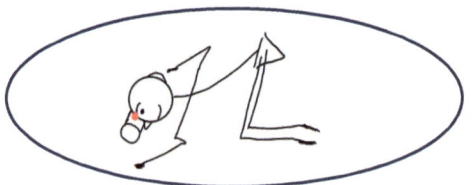

SPO:
PP - Punkt Blase 2
beidseits, Lokalpunke
zwischen den Augenbrauen
als sportliches Workin

Fortsetzung 2 Abbildung 56: Physiopressur bei Tai Yang - Kopfschmerz

Du hast nun Deine Tai Yang - Kopfschmerz - Blockade selbst in Fluss gebracht und reguliert, mit 12 verschiedenen Physiopressur - Punkte - Regionen und einem Ernährungsbewusstsein dazu. Dies dient auch der Prophylaxe. Bedenke, dass alle drei Sektoren miteinander in Fluss sind und, dass zu jeder ausgewogenen Physio-Code® - Therapie auch ein kleines Ausdauertraining gehört, wenigstens einen kleinen 30 - minütigen Spaziergang pro Tag.

Herzlichen Glückwunsch!

und nicht vergessen:

Keep on rolling!

Von den Punkten zu den Sternen

6 Entschlüssele selbst deinen Seitenkopfschmerz / Migräne / Cluster - Kopfschmerz / einseitigen Tinnitus (Shao Yang)

Für deine Resilienz, deine Widerstandskraft, braucht es wieder Bewegung mit Berührung, die der Physio-Code® vermittelt. Bei einem seitlichen Kopfschmerz, wie bei der Migräne oder Clusterkopfschmerz sowie bei Tinnitus etc. kannst du dir hiermit helfen. Du entschlüsselst deinen einseitigen Kopfschmerz wieder mit der chinesischen Bezeichnung dem Shao Yang - Kopfschmerz. Es werden dir therapeutische Trainingswege aufgezeigt, um beim Shao Yang - Kopfschmerz selbst aktiv werden zu können. Das YouTube Video „Von den Punkten zu den Sternen, Sensation 4" unterstützt dich dabei.

6.1 Meine Analyse bei meinem Shao Yang - Kopfschmerz

Auch zu diesem therapeutischen Training gehört deine individuelle Analyse. In der Physio-Code® - Analyse zum Shao Yang - Kopfschmerz wird der Ort des Schmerzes einseitig (s. Abb. 57) festgestellt. Dabei kann seitenunabhängig das Ohr betroffen sein, das Auge, die eine Gesichtshälfte oder auch alles zusammen auf derselben Seite. Die Diagnose in der TCM lautet: Shao Yang - Kopfschmerz (chin. *Shao Yang* kleines Yang), (s. Abb. 58). Mein Fazit deiner Analyse: Ein kleines Yang mit großer Wirkung.

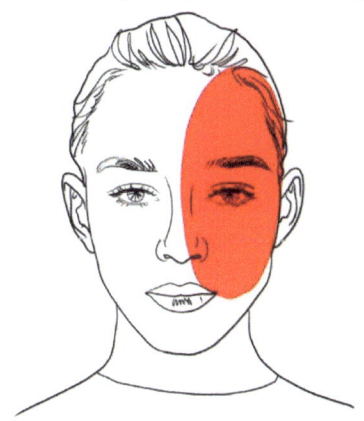

Abbildung 57: Der Shao Yang - Kopfschmerz

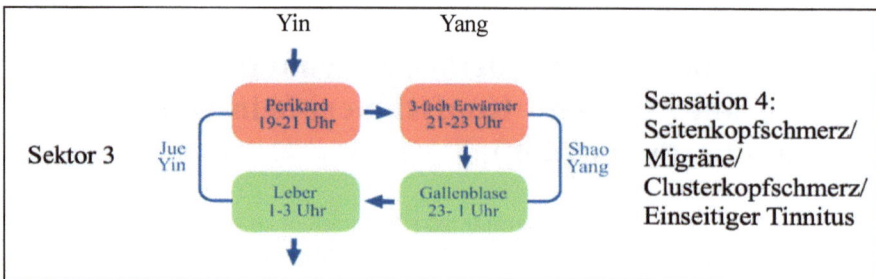

Abbildung 58: Sektor 3 zum Shao Yang - Kopfschmerz

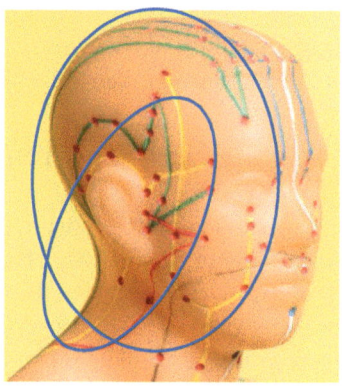

Abbildung 59: blau - schräges Oval mit gelber Kopflinie: Dreifach Erwärmer - Meridian, blaues Oval mit grüner Kopflinie: Gallenblasen - Meridian, beide Seiten, aber meistens nur einseitig spürbar.

In der TCM wird deswegen von einem Shao Yang - Kopfschmerz gesprochen, weil sich die blockierten Yang - Meridiane, hier im Shao Yang aus dem Sektor 3, als Schmerz zeigen (s. Abb. 58 und Abb. 59): **Dreifach - Erwärmer - und Gallenblasen - Meridiane** und **Organe**. Das Organ der Dreifach - Erwärmer ist uns wenig vertraut. Es wird als eine bewässerte Faszienhülle verstanden, die drei Ebenen im Rumpf umhüllt. Die obere Ebene umschließt Lunge und Herz, die mittlere Milz/Pankreas und Magen und die untere Ebene Leber und Nieren. Diese in einer großen Hülle vereinten drei Hüllen garantieren einen regen Flüssigkeitsaustausch von unten nach oben und andersherum. Der Name für dieses Organ und seinen Meridian kommt aus einer Zeit ohne Heizung und ohne globale Erwärmung.

Es war der Arzt Zhang Zhong Jing der das Modell der Organuhr 50 - 150 n. Chr. entwarf. Es beschreibt den Energiefluss eines jeden Organes zum nächsten sowie den Fluss von einem Meridian zum nächsten zu bestimmten Uhrzeiten (s. Das Sechs-Schichten Modell Kap. 2, Abb. 3). Und der Fluss hängt auch am Wasser. Daher würde ich in unserer heutigen, hitzigen Welt eher vom „Dreifach - Befeuchter" sprechen. Er ist gerade heute von großer Bedeutung. Bleiben wir bei der traditionellen Bezeichnung verläuft der Dreifach - Erwärmer - Meridian vom Ringfinger zum Hinterkopf (s. Abb. 59 schräges Oval, gelb). Danach läuft er hinten am Ohr mit dem Bereich des Knochenfortsatzes hinterm Ohr (processus mastoideus), fortlaufend direkt um das Ohr am Schädelknochen bis vor das Ohr oberhalb des Kiefergelenkes bis hin zum äußeren Ende der Augenbraue (Vertiefung am oberen Orbitarand). Der Dreifach - Erwärmer - Meridian fließt in den Gallenblasen - Meridian über. Dieser verläuft (s. Abb. 59 senkrechtes Oval, grün) vom äußeren Augenbrauenrand vor das Ohr unterhalb des Kiefergelenkes zieht dann hoch zur Haaransatzlinie (Geheimratsecke) dann grob gesprochen eine Daumenbreite um das Ohr nach unten, um noch einmal zum Haaransatz über die Mitte zur Augenbraue derselben Seite zu ziehen. Anschließend verläuft er seitlich großflächig am Schädel entlang zu einem Windpunkt am Hinterkopf: Gallenblase 20 (s. Kap. 5). Weiter verläuft er zur Schulterhöhe, danach seitlich an den Rippen vorbei zum Hüftaußenknochen, dem großen Rollhügel (Trochanter major), über das seitliche Außenknie, das seitliche Sprunggelenk bis hin zur Nagelfalz der vierten Zehe. Die Gallenblase und ihr Meridian haben eben bei dieser Symptomatik wirklich eine große Wirkung. Die Therapie erfolgt zusammen mit dem **Jue Yin** (chin. *Jue Yin* am Ende gelegenes, terminales Yin) im Sektor 3: **Perikard** (Herzbeutel) **- und Leber -** Organe und Meridiane.

Dieses klinische Erscheinungsbild muss wieder kein schulmedizinisch nachweisbarer Schaden dieser Organe sein. Vielleicht verbirgt sich aber ein chemisch, thermisch oder mechanisch begründeter, gestörter Dreifach - Erwärmer - und Gallenblasenbereich durch Ernährungsfehler oder auch durch elektromagnetische (emotionale), psychische, intuitive oder seelische Belastungen (s. Kap. 1, Abb. 1) dahinter. Die Analyse und Therapie erfolgt zusammen mit dem Yin im Sektor 3. Perikard - und Leber - Organe und Meridiane des Shao Yin sind somit ebenfalls energetisch betroffen, zeigen sich aber erst später an der Oberfläche (schulmedizinisch). Es fällt auf, dass in diesem Sektor ein zweites Feuer - Element in Ergänzung zum Sektor 2 dargestellt ist. Das Feuer - Element ist eben auch in der TCM sehr bedeutsam.

Dabei wird im Sektor 3 das Perikard, das die physiologische Herzfunktion abbildet, wie wir sie auch in der Medizin verstehen, unterschieden zum Herzen im Sektor 2, das darüber hinaus noch die übergeordneten seelischen Herzensangelegenheiten repräsentiert.

Yang (Shao Yang)	Yin (Jue Yin)	Natur - Element
Dreifach - Erwärmer	Perikard	Feuer
Gallenblase	Leber	Holz/Wind

Abbildung 60: Elemente - Zugehörigkeit im Sektor 3

Alle Yang - Organe und - Meridiane des Sektors 3 stehen wie oben beschrieben energetisch in ihrer Zugehörigkeit zum Shao Yang (s. Abb. 57 u. Abb. 60). Dabei schützen die an der Oberfläche durch Schmerz bemerkbaren Shao Yang - Meridiane das in der Tiefe leidende Jue Yin. Vereinfacht gesprochen schützt der Dreifach - Erwärmer das Perikard im Feuer - Element (s. Abb. 58 rot u. Abb. 60) und die Gallenblase schützt die Leber im Holz - oder Wind - Element (s. Abb. 58 grün u. Abb. 60). Im gesamten Sektor schützen beide Yang - Organe die beiden Yin - Organe. Das heißt, dass auch der Dreifach - Erwärmer die Leber schützt und die Gallenblase das Perikard.

6.2 Meine Therapie bei meinem Shao Yang - Kopfschmerz

Hast du die Örtlichkeit des einseitigen Schmerzes am Kopf genau als Shao Yang - Kopfschmerz analysiert an einem Auge oder/und seitlich im Gesicht oder um das eine Ohr herum, so kannst du nun praktisch üben. Wir folgen immer noch der Prämisse: Jede*r kann sich selbst helfen! Jede*r kann sich selbst therapieren. (altgriechisch θεραπεία *therapeia* Dienst, Pflege, Heilung, Behandlung, von θεραπεύειν *therapeuein* heilen, dienen). Auch du! Sei deinem Körper dienlich: übe, helfe dir selbst und therapiere dich. Wie das mit Hilfe der Physiopressur im Physio-Code® funktioniert, sei im Folgenden mit den sieben Therapie - Varianten (s. Kap. 3, Abb. 6) beschrieben.

6.2.1 Atmung bei meinem Shao Yang - Kopfschmerz

Die Konzentration auf deine Atmung zum Shao Yang - Kopfschmerz sollte immer und überall möglich sein, wo du dich hinlegen und die Augen schließen kannst. Das sollte auch in allen Schmerzstadien, also in allen Leistungsstufen (s. Abb. 61) möglich sein. Siehe zur Atmung auch auf YouTube „Von den Punkten zu den Sternen, Sensation 4", Variante 1.

Abbildung 61: Leistungsstufen 0 bis 10 für die Atmung

Bei deinem Shao Yang Kopfschmerz ist es irrelevant ob du nach deiner Einatmung durch den Mund oder die Nase ausatmest. Wechsele hier, verwende sowohl als auch. Entspanne dabei. Und wenn du ein ruhiges Plätzchen, bestenfalls im Liegen gefunden hast, dann halte die Augen für die zusätzliche richtungsweisende Atemtechnik geschlossen (s. Abb. 62).

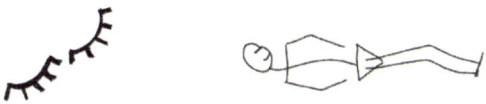

Abbildung 62: Augenschluss in Rückenlage

Zusätzliche richtungsweisende Atemtechnik

Nimm dir für die zusätzliche richtungsweisende Atemtechnik fünf Minuten Zeit. Wenn du dabei einschläfst, sei dankbar. Übst du diese Atemtechnik zum Einschlafen, leitet sie eine geruhsame Nacht ein. Sie entspannt deinen Körper und deine Emotionen über eine Leber - Beruhigung. Die Leber ist (nicht nur) im Shao Yang - Kopfschmerz das zentrale Organ. Beruhigend auf deine Leber wirkt nun noch verstärkt das Bewegen deiner Augäpfel. Der TCM nach, öffnet sich die Leber in den Augen. Führe deine Augäpfel in die angegebenen Richtungen (s. Abb. 63) während der Ein - und Ausatmung, langsam, im eigenen Atemrhythmus, nach rechts und links oder im Kreis.

1. Mit der Atmung die Augen über eine gerade horizontal verlaufende Linie führen: Einatmung: Augäpfel nach rechts führen Ausatmung: Augäpfel nach links; 7 x wiederholen (WDH).	
2. Mit der Atmung die Augen in einer diagonalen Linie von links unten nach rechts oben führen: Einatmung: Augäpfel nach rechts oben führen Ausatmung: Augäpfel nach links unten führen; 7 x WDH.	
3. Mit der Atmung die Augen in einer diagonalen Linie von rechts unten nach links oben führen: Einatmung: Augäpfel nach links oben führen Ausatmung: Augäpfel nach rechts unten führen; 7 x WDH.	
4. Mit der Atmung die Augen in einem Kreis im Uhrzeigersinn führen: Einatmen: Augäpfel von 12.00 Uhr bis 6.00 Uhr bewegen. Ausatmung: Augäpfel von 6.00 Uhr bis 12.00 Uhr bewegen; 7 x WDH.	
5. Mit der Atmung die Augen in einem Kreis entgegen dem Uhrzeigersinn führen, sonst identisch wie 4. 7 x WDH.	
6. Mit der Atmung die Augen in einer liegenden Acht wie ein Unendlichkeitszeichen führen: Einatmen: rechter Bogen nach unten Ausatmen: linker Bogen nach oben. 7 x WDH.	
7. Mit der Atmung die Augen in einer liegenden Acht wie ein Unendlichkeitszeichen führen: Einatmen: rechter Bogen nach oben Ausatmen: linker Bogen nach unten. 7 x WDH.	

Abbildung 63: Richtungsweisende Atemtechnik bei Shao Yang - Kopfschmerz

Sollte es dein Wunsch gewesen sein, darüber einzuschlafen und es ist dir nicht gelungen, so wiederhole diese Reihenfolge von den sieben Augenrichtungen.

Wolltest du nicht einschlafen, so öffne nun wieder deine Augen und genieße deine innere Ruhe und begebe dich langsam wieder in die Senkrechte für deinen frischen Alltag oder deine nächste Physiopressur.

Fachliche Begründung zur Atmung im Shao Yang Kopfschmerz

In der TCM heißt es: "Die Leber öffnet sich in den Augen". Das heißt, schließt du die Augen, beruhigst du die Leber schon ein wenig. Außerdem ist die der Leber zugeordnete Emotion, die Wut und ihr Laut das Schreien (8). Erinnern wir uns an einen wütenden, lauten Gefühlsmoment in unserem Leben, so hat er sich über ein überschießendes Leber - Yang gezeigt, wie wir in der TCM diagnostizieren würden. Dieses Überschießen können wir über deine Atmung zusammen mit dem Augenschluss schon beruhigen.

Mit der zusätzlichen richtungsweisenden Atemtechnik in Kombination mit dem Augenschluss führst du deinem Körper Yin - Energie zu, die dein Leber - Yang umfassender beruhigt. Das Bewegen deiner Augäpfel wirkt nun noch zusätzlich beruhigend. Gleichzeitig trainierst du dabei deine Augenmuskeln. Bei regelmäßiger Anwendung kann dir das Augentraining also auch für eine verbesserte Sehkraft helfen. Unglaublich? Aber möglich.

6.2.2 Entfernteste Distanzpunkte bei meinem Shao Yang - Kopfschmerz

Die entferntesten Distanzpunkte oder MDP (engl. *most distant points*, entfernteste Distanzpunkte) helfen dir zum Shao Yang Kopfschmerz bei schmerzhaftesten Symptomen an deinem Kopf oder präventiv. Ihre Physiopressur ist fast immer und überall durchführbar (s. Abb. 64). Siehe zur MDP auch auf Youtube „Von den Punkten zu den Sternen, Sensation 4", Variante 2.

Abbildung 64: Leistungsstufen 0 bis 10 für die entferntesten Distanzpunkte

Für die Variante 2 zum Shao Yang - Kopfschmerz kannst du sitzen (s. Abb. 64) oder liegen. Eine Behandlung über Therapeut*innen erfolgt im Liegen. Es werden die entferntesten Distanzpunkte an den betroffenen Hauptmeridianen mit der Physiopressur geöffnet.

Die entfernteste Distanzpunkt - Therapie ist wieder das Öffnen der Brunnen-punkte der betroffenen Hauptmeridiane desselben Sektors, die an der entferntesten Peripherie zum Kopf liegen, also am Fuß.

Die Meridiane im Sektor 3, die bis zum oder vom Fuß verlaufen, sind die Leber - und Gallenblasen - Meridiane (s. Abb. 66 u. Abb. 67). Sie stehen für das Holz - oder Wind - Element am Fuß: Daraus folgt das Zehenrollen an der entsprechenden Zehe Eins an der Großzehen - Außenseite für den Leber - Meridian - Beginn, PP - Punkt: **Leber 1** (s. Abb. 66). An der Nagelfalz der Ringzehe öffnest du den PP - Punkt: **Gallenblase 44** (s. Abb. 67). Arbeite hier zuerst an der nicht betroffenen Seite. Danach den Seitenwechsel zur betroffenen Seite vollziehen.

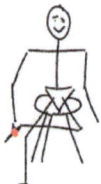

Abbildung 65: Ausgangsstellung Sitz für die PP - Punkte Leber 1 und Gallenblase 44

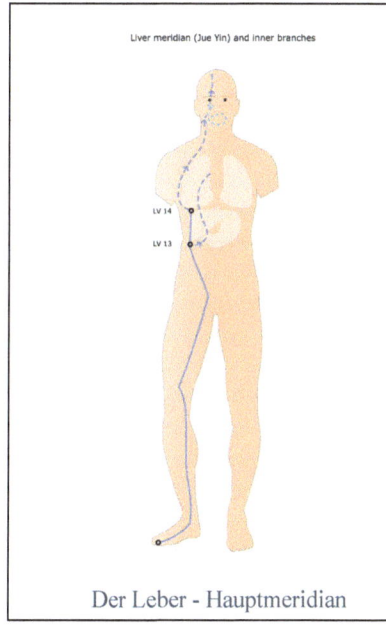

Liver meridian (Jue Yin) and inner branches

LV 14

LV 13

Der Leber - Hauptmeridian

Der PP - Punkt Leber 1

Öffner, Anfangs - und Brunnenpunkt des Leber - Meridians an der Nagelfalz der großen Zehe auf der Kleinzehenseite, an der Außenseite der großen Zehe, beide Seiten (rechter und linker Fuß).

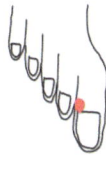

Abbildung 66: Leber - Hauptmeridan und sein Öffner

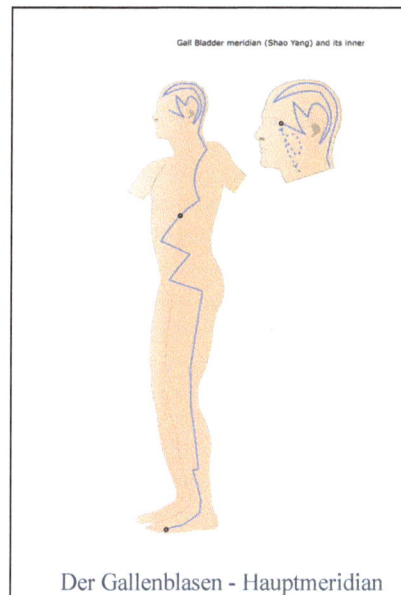

Gall Bladder meridian (Shao Yang) and its inner

Der Gallenblasen - Hauptmeridian

Der PP - Punkt Gallenblase 44

Öffner, End - und Brunnenpunkt des Gallenblasen - Meridians an der Nagelfalz der Außenseite der vierten Zehe, beide Seiten (rechter und linker Fuß).

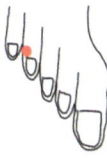

Abbildung 67: Gallenblasen - Hauptmeridian und sein Öffner

Die Physiopressur für Leber 1 und Gallenblase 44 - Anleitung:

touch: In der Ausgangsstellung Sitz auf dem Stuhl das Bein der nicht betroff-enen Seite überschlagen, mit dem Fuß auf den anderen Oberschenkel (s. Abb. 65). Mit der Hand/beiden Händen die große Zehe aufsuchen für Leber 1 (s. Abb. 66) und anschließend an der Ringzehe (s. Abb. 67) berühren für Gallenblase 44.

press: Mit den Fingern nacheinander an den PP - Punkten in die Tiefe drücken.

roll: Kreisende Bewegungen im Uhrzeigersinn, gerne auch mit dem Fingernagel an den PP - Punkten. Seitenwechsel.

Respiration: Gleichmäßig ein - und ausatmen. Gerne mit geschlossenen Augen.

Meditation: Lasse grüne Landschaftsbilder entstehen, einen Wald, Wiesen Felder. Blicke hoffnungsvoll in die Zukunft. Und lächle.

Repetition: 7, 14 oder 21 Wiederholungen, rechter und linker Fuß.

Fachliche Begründung zur MDP bei Shao Yang - Kopfschmerz

Die fachliche Begründung bei Nutzung der entferntesten Distanzpunkte:

Frage (s. Kap. 4 u. 5): Warum beginnen wir am Fuß, obwohl der Schmerz am Kopf besteht?
Antwort: Wir arbeiten zunächst wie in der TCM über die entferntesten Distanzpunkte, die über die Energieströme der Hauptmeridiane wirken. Sie verlaufen von Kopf bis Fuß und umgekehrt von Fuß zu Kopf. Energie wird so vom Kopf abgeleitet und wieder in Fluss gebracht. Über das Öffnen der Brunnenpunkte dieser Hauptmeridiane können wir gut Einfluss nehmen, da sie sehr oberflächlich liegen.

Frage: Warum arbeiten wir an der Nagelfalz der Kleinzehenseite der **großen Zehe**?
Antwort: Beginn des Leber - Hauptmeridians auf jeder Seite.

Frage: Und warum arbeiten wir an der äußeren Nagelfalz der **vierten Zehe**?
Antwort: Ende des Gallenblasen - Hauptmeridians an beiden Füßen.

6.2.3 Nähere Distanzpunkte bei meinem Shao Yang - Kopfschmerz

Mit Hilfe der näheren Distanzpunkte, der NDP, werden an Hand und Fuß zum Shao Yang - Kopfschmerz die entsprechenden Wundermeridiane geöffnet. Siehe dazu auch auf YouTube: „von den Punkten zu den Sternen - Sensation 1 u. 4). Diese Physiopressur ist auch wieder fast überall und zu allen Schmerzzuständen, beziehungsweise in allen Leistungsstufen durchführbar (s. Abb. 68).

Abbildung 68: Leistungsstufen 0 bis 10 für die näheren Distanzpunkte

Das Wundermeridian - Paar IV ist bei deinem Shao Yang - Kopfschmerz verantwortlich. Es ist zuständig für das einseitige Auge, Gesicht, die Schläfe, das Ohr. Es wird mit den **PP - Punkten Dreifach Erwärmer 5 und Gallenblase 41** geöffnet, beide Seiten (s. Abb. 69). Beginne mit der nicht betroffenen Seite im Sitzen oder Liegen.

Das Wundermeridianpaar IV stellt die Meridiane den „Yang - Bewahrer" und das „Gürtelgefäß" dar. Der Öffner für den Yang - Bewahrer ist der PP - Punkt Dreifach - Erwärmer 5. Du berührst wie gewohnt mit der Hand des anderen Armes, zwei daumenbreit vom Handgelenk den Unterarm (touch, press and roll) oder klopfst dort. Mit der Physiopressur an diesem PP - Punkt beginnen und auch enden, also die Pressur an Dreifach - Erwärmer 5 zweimal durchführen. Der Öffner des Gürtelgefäßes ist der PP - Punkt Gallenblase 41. Dafür mit der gleichseitigen Hand die Physiopressur am PP - Punkt jeweils siebenmal mit den Fingern rollen oder klopfen, beide Seiten. Bedenke wieder mit der nicht betroffenen Seite zu beginnen: Shao Yang - Kopfschmerz links bcdcutet am rechten Unterarm zuerst rollen oder klopfen, dann am rechten Fuß und wieder an der rechten Hand. Dann zur betroffenen Seite wechseln.

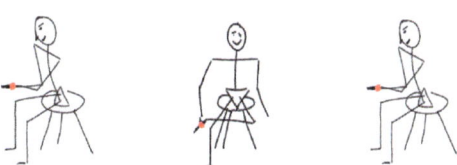

Abbildung 69: Öffnung des Wundermeridianpaares IV

Wundermeridianpaar I	
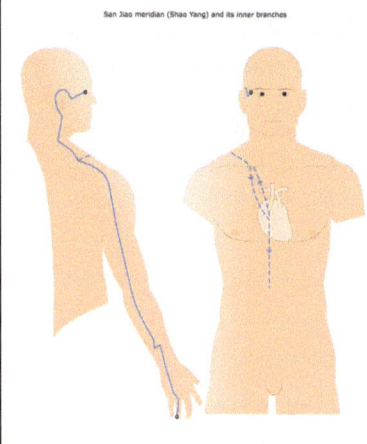 *Der Dreifach - Erwärmer - Meridian*	**Der PP - Punkt Dreifach - Erwärmer 5** Öffner des Yang - Bewahrers (Yang Wei Mai) und Ankopplungspunkt des Gürtelgefäßes, 2 Daumenbreiten vom daumenseitigen Handgelenk hin zum rückwärtigen Unterarm, beide Seiten. 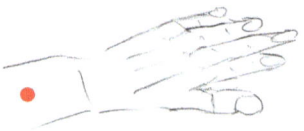
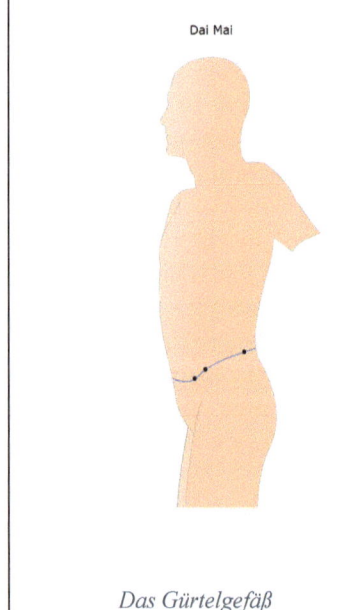 *Das Gürtelgefäß*	**Der PP - Punkt Gallenblase 41** Öffner des Gürtelgefäßes (Dai Mai) und Ankopplungspunkt des Yang - Bewahrers, in der Mulde zwischen vierter und fünfter Zehe, beide Seiten. 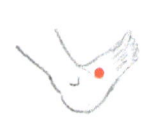 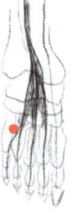

Abbildung 70: Öffnung und Ankopplung im Wundermeridianpaar I

Die Physiopressur Dreifach - Erwärmer 5 und Gallenblase 41 - Anleitung:

touch: <u>Dreifach - Erwärmer 5:</u> In der Ausgangsstellung Sitz auf dem Stuhl, mit der anderen Hand 2 Daumenbreiten vom Handgelenk entfernt an der Seite, die nicht betroffen ist, den PP - Punkt aufsuchen (s. Abb. 69 u. Abb. 70).
<u>Gallenblase 41:</u> ein Bein überschlagen und mit der gleichseitigen Hand von der Schwimmhaut der 4. bis 5. Zehe ansetzen und am Fuß Richtung Körper wandern bis zu einer Mulde (s. Abb. 69 und Tab. 70).

press: an den jeweiligen Punkten drücken.

roll: <u>Dreifach - Erwärmer 5:</u> mit der anderen Hand rollen oder klopfen.
<u>Gallenblase 41:</u> mit dem Mittelfinger klopfen oder rollen.
<u>Dreifach - Erwärmer 5</u> wiederholt mit der anderen Hand rollen oder klopfen. Seitenwechsel.

Respiration: Gleichmäßig ein - und ausatmen. Gerne mit geschlossenen Augen.

Meditation: Lasse grüne Bilder von Landschaften, der Natur im Grünen entstehen. Und Lächle!

Repetition: 7, 14 oder 21 Wiederholungen.

Fachliche Begründung zur NDP bei Shao Yang - Kopfschmerz

Die fachliche Begründung zu den näheren Distanzpunkten bei deinem Shao Yang - Kopfschmerz:

<u>Frage (s. Kap. 4 u. 5):</u> Was können die Wundermeridiane?
<u>Antwort:</u> Wie schon in den vorherigen Kapiteln erwähnt, bilden die Wundermeridiane die äußerste Schicht unserer Körperenergie, die in direkter Verbindung zum universellen Qi stehen. Sie stellen das Energiereservoir für die Hauptmeridiane dar und sind bestimmten Körperregionen zugeordnet. Und durch die Lage ihrer sie öffnenden PP - Punkte nähern wir uns immer mehr dem Kopf an.

<u>Frage:</u> Welche Wundermeridiane sind es beim Shao Yang - Kopfschmerz?
<u>Antwort:</u> Wundermeridiane zeigen sich in Paaren. Wirkungsvoll ist hier das Wundermeridianpaar IV (bei einseitigen Symptomen für ein Auge, eine

Schläfe, ein Ohr, eine Gesichtsseite). Es setzt sich zusammen aus den zwei Meridianen, hier: dem Yang - Bewahrer und dem Gürtelgefäß.

<u>Frage:</u> Welche PP - Punkte werden gedrückt und warum?
<u>Antwort:</u> Es sind jeweils die Öffner der Wundermeridiane, symmetrisch an beide Extremitäten. Wundermeridianpaar IV lässt sich öffnen und zur Verstärkung ankoppeln über die PP - Punkte: Dreifach - Erwärmer 5 (Handgelenk) und Gallenblase 41 (Fußgelenk). Das sind ja nun auch die betroffenen Shao Yang - Organe in diesem Sektor 3.

6.2.4 Organe erreichen bei meinem Shao Yang - Kopfschmerz

Mit der Physio-Code® - Therapie 4 zum Shao Yang - Kopfschmerz erreichst du mit dem „Fünf - Elemente - Physio-Code®" deine betroffenen Organe (ORG). Hier werden die Übungen komplexer und damit herausfordernder. Übe sie wirklich nur, wenn dir danach ist. Kannst du dich den Leistungsstufen null bis sechs zuordnen wie in Abbildung 71 gezeigt, dann traue dich. Zur Motivation schaue dir auch auf YouTube „von den Punkten zu den Sternen, Sensation 4", Variante 4 an. Diese vier kleinen Übungen wirken, lasse dich überraschen.

Abbildung 71: Leistungsstufen 0 bis 6 für das „Organe - Erreichen"

Aus dem „Fünf - Elemente - Physio-Code®" ergeben sich für den Shao Yang - Kopfschmerz mindestens, wie hier, vier wirkungsvolle PP - Übungen. Du wendest erstens eine PP - Übung für das Feuer - Element an, die du vielleicht aus dem Tai Yang - Kopfschmerz Kapitel 5 kennst und zweitens eine PP - Übung für das Holz/Wind - Element. Die beiden nächsten PP - Übungen widmen sich dem Dünndarm als Organ und Meridian, die die ebenfalls aus dem Feuer - Element stammende Energie des Dünndarms ganz klassisch nutzen, um beim Shao Yang - Kopfschmerz zu helfen.

1. Der Dreifach - Erwärmer und das Perikard bilden das Feuer - Element für das Shao Yang. Das zu stärken gelingt wie zum Tai Yang - Kopfschmerz (s. Kap. 5) mit der Physiopressur für den PP - Punkt Magen 36 (s. Abb. 72).

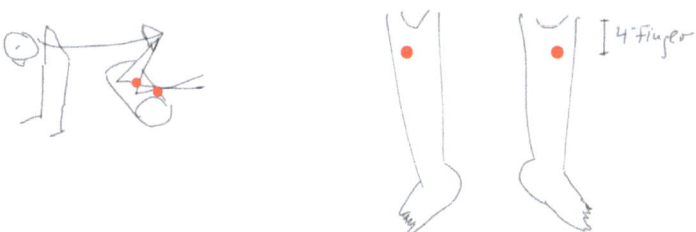

Abbildung 72: Physiopressur Magen 36

Physiopressur Magen 36 - Anleitung (s. auch Kap. 5):

touch: Ausgangsstellung Vierfüßerstand. Die PP - Rolle quer, eine Hand breit unter den Kniescheiben. Hände stützen vor der Rolle. Zehen stützen noch ab.

press: Das Körpergewicht auf die Rolle abgeben, indem die Füße in der Luft gehalten und die Zehen übereinandergelegt werden (s. Abb. 72).

roll: Kleine rollende Bewegungen vor und hinter diesem Punkt aus dem Rumpf ausüben, die Arme stützen das Gewicht ab.

Respiration: Entspannt ein - und ausatmen. Gerne mit geschlossenen Augen.

Meditation: Suche dir Bilder im Kopf mit entspannten, fröhlichen Szenen des Sommers. Bei zu viel Hitze im Körper auch gern mit kühlender Sommerbrise oder einfach nur lächeln.

Repetition: 7, 14 oder 21 Wiederholungen.

2. Die Organe Gallenblase und Leber bilden das Holz/Wind - Element (s. o.) für das Shao Yang im Sektor 3. Daher wählst du aus dem Fünf - Elemente - Physio-Code® die **PP - Übung für das Holz/Wind - Element**. Wir erweitern dabei die Original - Übung (9) mental um den PP - Punkt Gallenblase 41, den wir mir der PP - Rolle zusätzlich erreichen (s. Abb. 73).

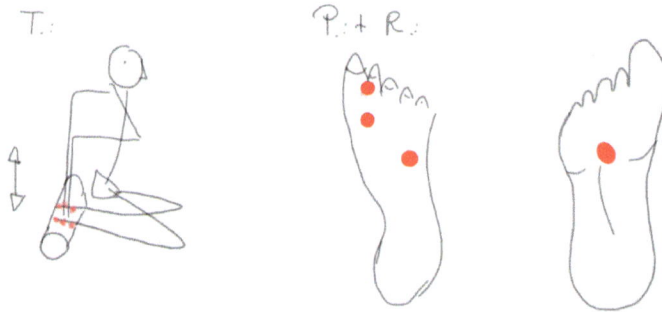

Abbildung 73: Physiopressur für das Holz/Wind - Element

Die Physiopressur Niere 1, Leber 2 und 3 (!), Gallenblase 41 - Anleitung:

touch: Ausgangsstellung Fersensitz. Die PP - Rolle quer unter den Vorfüßen und den Zehengrundgelenken liegend, einen Finger oder Stift an der Fußsohle an Niere 1 (s. Abb. 73, Fußsohle). Die drei anderen Punkte werden nur mental unterstützt.

press: Das Körpergewicht auf die Rolle abgeben, mit den Zeigefingern oder Stiften beidseits in die Fußsohle, in der Vertiefung zwischen Groß – und Kleinzehenballen drücken (s. Abb. 73).

roll: Kleine federnde Bewegungen aus dem Rumpf ausüben, so dass die Rolle etwas in Bewegung gerät und jeweils mit dem Finger kreisende Bewegungen unter der Fußsohle drücken, ohne auf der Haut zu reiben.

Respiration: Entspannt aus - und einatmen. Gerne mit geschlossenen Augen.

Meditation: Mache dir Bilder im Kopf mit grünen Elementen: Wald - und Wiesenlandschaften, rufe dir den Geruch oder Geschmack von frischen grünen Kräutern ab, etc.

Repetition: 7, 14 oder 21 Wiederholungen.

3. Hier beschäftigen wir uns zunächst mit dem PP - Punkt Dünndarm 4, der zusammen mit dem PP - Punkt Dünndarm 9 aus der „Klassisch mit System" - Kombination (Systematic Classic (10)) für Erfolg beim Shao Yang - Kopfschmerz steht. Dünndarm 4 ist an der Kleinfinger- außenseite deines Handgelenkes im Verlauf der stärksten Hand- gelenksfalte (s. Abb. 74). Ähnlich wie bei der Öffnung des Gouver- neurgefäßes über Dünndarm 3 (s. Kap. 5) kannst du symmetrisch an einer Tischkante an beiden PP - Punkten Dünndarm 4 gleichzeitig arbeiten.

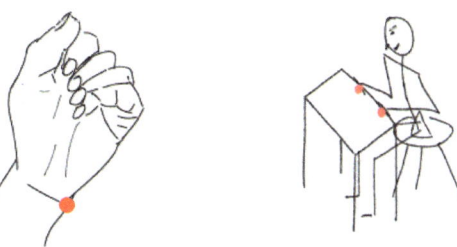

Abbildung 74: Physiopressur Dünndarm 4

Die Physiopressur Dünndarm 4 - Anleitung:

touch: Dünndarm 4: In der Ausgangsstellung Sitz auf dem Stuhl vor dem Tisch, mit beiden Händen an der Kleinfingerseite, am Ende der Handgelenkslinie, die Tischkante berühren (s. Abb. 74).

press: An die Tischkante drücken.

roll: Mit den Händen beidseits hin und her rollen.

Respiration: Gleichmäßig ein - und ausatmen. Gerne mit geschlossenen Augen.

Meditation: Lasse blaue Bilder von fließendem Wasser entstehen, z.B. von Bächen, Flüssen, Wasserfällen, dem Ozean oder deiner nächsten Dusche. Und lächle.

Repetition: 7, 14 oder 21 Wiederholungen.

4. Der PP - Punkt Dünndarm 9 rundet nun die Kombination ab. Für ihn begibst du dich auf den Boden in Seitenlage, zunächst an der nicht betroffenen Kopfschmerzseite. Du findest den PP - Punkt Dünndarm 9 mit der PP - Rolle an der Außenseite der Mitte deines Schulterblattes unterhalb deiner Achsel (s. Abb. 75).

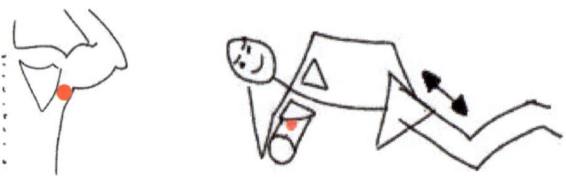

Abbildung 75: Physiopressur Dünndarm 9

Die Physiopressur Dünndarm 9 - Anleitung:

touch: Dünndarm 9: In der Ausgangsstellung Seitenlage die PP - Rolle unterhalb deiner Achsel unterlegen (s. Abb. 75). Den Kopf abstützen. Die Beine etwas angewinkelt übereinanderlegen.

press: Das Oberkörpergewicht seitlich gänzlich auf die Rolle ablegen.

roll: Mit dem oberen Oberschenkel in der Körperlängsachse nach unten und oben bewegen, so dass das Becken und die Rolle kleine Bewegungen auf und ab vollbringen.

Respiration: Gleichmäßig ein - und ausatmen. Gerne mit geschlossenen Augen.

Meditation: Lasse blaue Bilder von fließendem Wasser entstehen, z. B. von Bächen, Flüssen, Wasserfällen, dem Ozean oder deiner nächsten Dusche. Und lächle.

Repetition: 7, 14 oder 21 Wiederholungen. Seitenwechsel zur betroffenen Seite.

Fachliche Begründung für die Physiopressuren bei Shao Yang - Kopfschmerz

Die fachliche Begründung für den Fünf - Elemente - Physio-Code®, um die Organe zu erreichen:

Frage: Warum arbeiten wir mit der PP - Rolle am Fuß und am Unterschenkel, am Schulterblatt und an der Hand.

Antwort: Wir ordnen den Kopfschmerz den Elementen und Organen zu. Beim Shao Yang - Kopfschmerz sind es die Elemente Feuer (Dreifach - Erwärmer und Perikard) und Holz/Wind (Gallenblase und Leber). Damit stärken wir direkt die für den Shao Yang - Kopfschmerz anfälligen Organe. Die dazugehörigen Übungen entnehmen wir dem Fünf - Elemente - Physio-Code® aus der entsprechenden Literatur der Autorin Jutta Streng (11). Wir ergänzen hier zwei Physiopressuren für den Dünndarm, weil erstens das Organ, der Dünndarm, auch aus dem Feuer - Element entspringt, wenn auch im Sektor 2. Ein gesunder Sektor 2 nährt auch diesen, deinen nächsten Sektor 3. Zum anderen praktizieren wir die Physiopressur für Dünndarm 4 und Dünndarm 9, weil diese PP - Punkte - Kombination, eine klassische Kombination (Systematic Classic s. o.) der TCM gegen Shao Yang - Kopfschmerz - Symptome, sich anbietet. Der Dünndarm spielt eben auch eine große Rolle besonders bei Tinnitus oder bei einseitiger Taubheit. Und schließlich wollen ja in der Therapie 4 die Organe erreichen.

6.2.5 Lokale Schmerzpunkte bei meinem Shao Yang - Kopfschmerz

In der Physio-Code® - Therapie 5 zum Shao Yang - Kopfschmerz ist nun wieder aller Mut gefordert, am lokalen Schmerzort (LOK) zu rollen. Versuche es, wenn du dich den Leistungsstufen null bis drei zuordnen kannst (s. Abb. 76) und wenn dir danach ist. Spüre und erkenne die positive Wirkung dieser zwei PP - Übungen. Bestenfalls trainiere in deinen schmerzfreien Phasen, also präventiv.

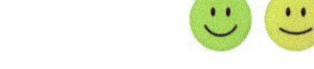

Abbildung 76: Leistungsstufen 0 bis 3 für lokale Schmerzorte

1. Taste dich vorsichtig heran, vornehmlich über die nicht - betroffene Seite. Bevor du direkt mit der Rolle arbeitest, kannst du auch erst andere Hilfsmittel wie einen Gesichtsroller zur Hilfe nehmen (s. Abb. 77). Mit ihm beginnst du zunächst, auf der „gesunden" Gesichtsseite zu rollen und wanderst dann zu deiner Kopfschmerzseite. Berühre dabei auch den Sonderpunkt Taiyang an der Schläfe, den du vom Yang Ming - Kopfschmerz (Kap. 4, Abb. 7 und Abb. 27) kennen könntest. Rolle auch bewusst vor dem Ohr das Kiefergelenk und dann um das Ohr herum, gern auch die Haare über dem Ohr.

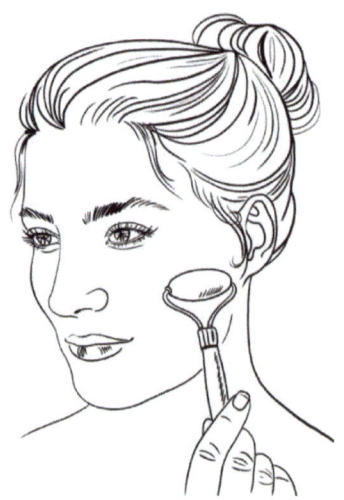

Abbildung 77: Gesichtsroller

2. Nun versuchst du dich an den folgenden PP - Übungen mit der PP - Rolle zunächst auf der nicht - schmerzhaften Seite. Über den „owerflow" (12) entsteht ein positiver Effekt für die betroffene Seite. Bitte Ohrringe vorher überprüfen, bestenfalls herausnehmen.

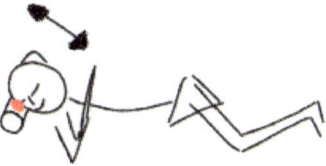

Abbildung 78: PP - Übung „Schläfe rollen" für den Sonderpunkt Taiyang

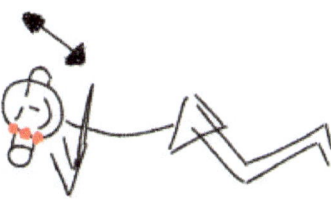

Abbildung 79: PP - Übung „Das Ohrenglühen" für die drei Ohrpunkte

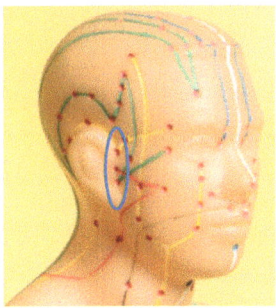

Abbildung 80: blaues Oval um die drei wichtigen Ohrpunkte

Die Physiopressur „Schläfe rollen" für den Sonderpunkt Taiyang an der Schläfe (s. Abb. 78) und „Das Ohrenglühen" für die drei PP - Punkte Dreifach - Erwärmer 21, Dünndarm 19 und Gallenblase 2 am Kiefergelenk / Ohr (s. Abb. 79 u. Abb. 80) - Anleitung:

touch: 1. Taiyang (s. Abb. 78), Ausgangsstellung Seitenlage, mit der Schläfe auf die Rolle legen, nacheinander beide Seiten.
2. Ohr (s. Abb. 79), Ausgangsstellung Seitenlage, mit dem Kiefergelenk und dem Ohr auf die Rolle legen, nacheinander beide Seiten.

press: Brustbein strecken, so dass das Kinn zum Brustbein gezogen wird.

roll: Schläfe und Ohr: Brustbeinbewegung auf und ab durchführen.

Respiration: Im Atemrhythmus: Einatmen das Brustbein senken, ausatmen das Brustbein heben. Gerne mit geschlossenen Augen.

Meditation: Lächeln! Nutze ganz bildhafte Zukunftsgedanken, die dir bekömmliche, schöne Erlebnisse bescheren.

Repetition: 7, 14 oder 21 Wiederholungen. Mutig zum Seitenwechsel.

Direct effect: Vor dem Seitenwechsel zwischendurch ohne PP - Rolle auf den Rücken legen. Die reflektorische Wärme an der Schläfe/Ohr wahrnehmen.

Fachliche Begründung für die Lokalpunkte bei Shao Yang - Kopfschmerz

Die fachliche Begründung für die Physiopressur an den Lokalpunkten:

Frage: Warum bearbeiten wir die **Schläfe und das Ohr**, mit dem Gesichtsroller und der PP - Rolle?
Antwort:
1. Das tun wir nur, wenn der Schmerz es zulässt. Wir tasten uns vorsichtig heran, vornehmlich über die nicht - betroffene Seite. Bevor wir mit der Rolle ansetzen, werden erst andere Hilfsmittel wie ein Gesichtsroller zum Einsatz kommen.
2. Das Üben mit der Rolle ist hier eine echte Herausforderung, zeigt aber die Möglichkeiten des Selbertuns und die Eigenverantwortung bei Beschwerden jeglicher Art auf. Ein Lob, wer es hier wagt.
3. Durch die Übungs - Varianten 1 bis 3 haben wir den Energiefluss vorbereitet, so dass der lokale einseitige Schmerz jetzt gut aufgelöst werden kann.

6.2.6 Sportliches Workin bei meinem Shao Yang - Kopfschmerz

In der Therapie - Variante 6 zum Shao Yang Kopfschmerz verwirklichst du dein sportliches Workin. Diese Physiopressur ist wieder eine Herausforderung für dich. Führe sie also nur durch, wenn dir danach ist und, wenn du dich in den Leistungsstufen null bis drei (s. Abb. 81) wiederfindest oder, wenn du in einer schmerzfreien Phase präventiv etwas tun möchtest.

Abbildung 81: Leistungsstufen 0 bis 3 für das sportliche Workin

Hier übst du das sportliche Workin mit drei PP - Übungen: den oben gezeigten PP - Übungen aus der Variante 4 (1 x ORG) und 5 (2 x LOK) für den Shao Yang Kopfschmerz. Du benutzt die gleichen PP - Punkte, erhöhst aber die Intensität. Du beginnst noch etwas symptomentfernt mit der klassischen Kombination Dünndarm 4 und Dünndarm 9 aus der Physio-Code® - Therapie 4 „die Organe erreichen". Dünndarm 4 wird dabei wie gewohnt am Tisch gerollt und Dünndarm 9 in gleicher Ausgangsstellung, Seitenlage, mit dem höheren Intensitätsanspruch und vorerst auf der symptomfreien Seite. Anschließend hast du die Wahl, erst auf der schmerzfreien Seite zu beginnen oder direkt im Symptom zu rollen. Ich empfehle immer beide Seiten zu beüben. Nach dem „Gesetz der Symmetrie" (alle Hauptmeridiane sind symmetrisch angeordnet) und dem „overflow" stellst du die gewünschte Harmonie wieder her. Beim Nachspüren wirst du es als angenehm empfinden, wenn beide Seiten gut durchflutet sind.

1. Klassisch und sportlich mit System für Dünndarm 4 und Dünndarm 9 (s. Abb. 82)

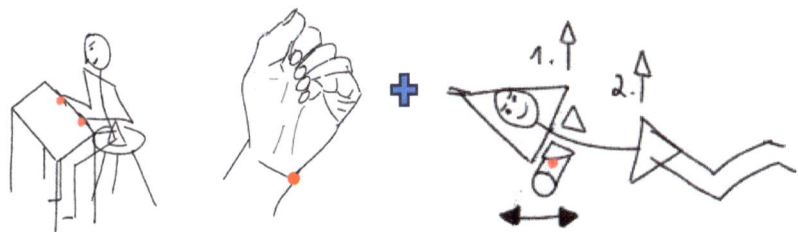

Abbildung 82: Die Physiopressur klassisch und sportlich mit System

Die Physiopressur Dünndarm 4 und Dünndarm 9 - Anleitung:

touch: <u>Dünndarm 4:</u> auf dem Stuhl, die Handwurzelbereiche (s. Abb. 82) beider Hände berühren die Tischkante.
<u>Dünndarm 9:</u> In der Ausgangsstellung Seitenlage die PP - Rolle unterhalb deiner Achsel unterlegen (s. Abb. 82). Die Beine etwas angewinkelt übereinanderlegen:

press: <u>Dünndarm 9:</u>
1. Beide Arme über dem Kopf zusammenbringen und
2. Gesäß abheben (wenn der Druck am Schulterblatt nicht zu stark ist).

roll: <u>Dünndarm 4:</u> die Hände zeitgleich an der Tischkante hin und her rollen wie auch in Variante 4.
<u>Dünndarm 9:</u> Über die Beckenbewegung den Rumpf in der Körper-längsachse nach unten und oben in Bewegung bringen, die Knie bleiben fix am Boden, so dass das Becken und die Rolle etwas größere Bewegungen am Schulterblattrand auf und ab vollbringen können.

Respiration: Gleichmäßig ein - und ausatmen. Gerne mit geschlossenen Augen.

Meditation: Lasse blaue Bilder von fließendem Wasser entstehen, z. B. von Bächen, Flüssen, Wasserfällen, dem Ozean oder deiner nächsten Dusche. Und lächle.

Repetition: 7, 14 oder 21 Wiederholungen. Seitenwechsel oder erst alle hier angegebenen Übungen einer Seite und dann Seitenwechsel.

2. „Sportliches Schläferollen" und „Sportliches Ohrenglühen"

Wie in der obigen PP - Übung versuchst du nun in dieser PP - Übung die Inten-sität (s. Abb. 83) zu erhöhen. Denke an deine Ohrringe, nimm sie raus.

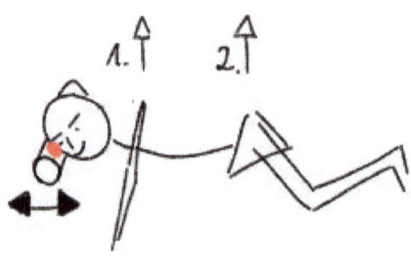

Abbildung 83: Die PP - Übung „Sportliches Schläferollen"

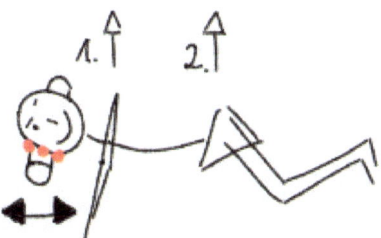

Abbildung 84: Die PP - Übung „Sportliches Ohrenglühen"

Die Physiopressur „Sportliches Schläferollen" für den Sonderpunkt Taiyang an der Schläfe (s. Abb. 83) und „Sportliches Ohrenglühen" für die drei PP - Punkte, von oben nach unten, Dreifach - Erwärmer 21, Dünndarm 19 und Gallenblase 2 am Kiefergelenk/Ohr (s. Abb. 84) - Anleitung:

touch: 1. Schläferollen (s. Abb. 83), Ausgangsstellung Seitenlage, mit der Schläfe auf die Rolle legen.
2. Ohrenglühen (s. Abb. 84), Ausgangsstellung Seitenlage, mit dem Kiefergelenk und dem Ohr auf die Rolle legen.

Für beide sportlichen PP - Workin - Übungen:

press: Beide Arme nach vorne ausstrecken und die untere Schulter vom Boden abheben. Dann bei herausforderndem Bedarf noch das Becken abheben (s. helle Pfeile).

roll: Schläfe und Ohr: den Rumpf wieder vom Becken aus in der Körper-längsachse bewegen (s. dunkle Pfeile).

Respiration: Im Atemrhythmus gut ein - und ausatmen. Gerne mit geschlossenen Augen.

Meditation: Lächeln! Nutze ganz bildhafte Zukunftsgedanken, die Dir bekömmliche, schöne Erlebnisse bescheren.

Repetition: 7, 14 oder 21 Wiederholungen. Mutig zum Seitenwechsel für beide PP - Übungen.

Direct effect: Vor dem Seitenwechsel zwischendurch ohne PP - Rolle auf den Rücken legen. Die reflektorische Wärme an der Schläfe, dem Ohr wahrnehmen. Sie bewirkt eine angenehme reflektorische Auskühlung der Region und damit lindert sie den Kopfschmerz.

Fachliche Begründung zum sportlichen Workin bei Shao Yang - Kopfschmerz

Die fachliche Begründung zu deinem sportlichen Workin aus dem Physio-Code®:

<u>Frage:</u> Warum beüben wir so anstrengend mit der PP - Rolle?
<u>Antwort:</u>

1. (s. Kap. 4 u. 5) Der Physio-Code® vermittelt Aussicht auf Linderung der Beschwerden durch eigenverantwortliche Bewegung mit Berührung. Je größer der Reiz im zulässigen Maß, um so größer der Energiefluss, um so direkter und langanhaltender die Wirkung.

2. Besonders die sportlich genutzt PP - Punkte - Kombination Dünndarm 4 mit 9 eröffnet eine effiziente Wirkung auf die Symptome im Sektor drei. Obwohl der Dünndarm im zweiten Sektor ein dominantes Organ im Feuer - Element repräsentiert, also nicht zu diesem Sektor gehört, kann er hervorragend das Perikard des Feuer - Elementes in diesem Sektor 3 unterstützen.

3. (s. Kap. 4 u. 5) Außerdem sind es sportlich herausfordernde Kraft - Übungen. Das stärkt das Selbstvertrauen auch für Sport im Allgemeinen und für sonstige Aktivitäten im Alltag.

6.2.7 Ernährungstipps bei meinem Shao Yang - Kopfschmerz

Deine Ernährung ist Deine Physio-Code® - Medizin. „Du bist was du isst".
In deiner Ernährung zum Shao Yang - Kopfschmerz sind die Ernährungstipps aus dem Sektor 1 und Sektor 2 ebenfalls gültig. Auch in diesem Sektor 3 sind sie eindeutig. Bedenke: Alle Ernährungstipps aus den Sektoren 1 bis 3 zusammen machen deine Gesundheit aus.

Die sensible, best - beeinflussbare Zeit für die Organe Perikard, Dreifach - Erwärmer, Gallenblase und Leber ist zwischen 19.00 Uhr und 3.00 Uhr nachts. Zum Thema Ernährung stechen da besonders hervor die Weglass - bzw. die NotToDo - Empfehlungen.

Jede Form von Seitenkopfschmerz / Migräne / Clusterkopfschmerz / einseitigem Tinnitus hat etwas mit den Metaboliten (griech. μεταβολίτης *metabolítes* „der Umgewandelte", Plural: *Metaboliten*, Zwischenprodukte) im Stoffwechselprozess zu tun, und damit mit deiner Ernährung. In der Leber werden Vitamine absorbiert, Cholesterin und Aminosäuren synthetisiert, Glycogen und Blut gespeichert, Hormone, Enzyme und Gallenflüssigkeit werden produziert und Toxine entgiftet. Für diese umfangreiche Sekretbildung ist das Holz - oder Wind - Element schwerpunktmäßig in der Nacht verantwortlich. Hier kannst du ansetzen.

Bei erhöhter Reizbarkeit am Tag (oder auch in der Nacht), chinesisch: Leber - Yang - Überschuss, bei Sehnen - Schmerzen an bestimmten Orten am Körper, oder auch wechselnde Beschwerden immer mal woanders und/oder Augentrockenheit, chinesisch: Leber - Blutmangel, bei einseitigen oder auch zentralen Entzündungszeichen, chinesisch: Gallenblase - Hitze etc. ist der Stoffwechsel ins Wanken geraten. Der Dreifach - Erwärmer und das Perikard, die zwei weiteren Organe und Meridiane aus dem Feuer - Element, befeuern wortwörtlich die dramatischen Wind - Elemente - Folgen von Leber und Gallenblase. Wie in der Natur, kann das Feuer durch Wind verschlimmert und weitergetragen werden. So verlangt die Empfehlung zu den Ernährungs-gewohnheiten hier als erstes: Ruhe, mit ausreichend Schlaf in der Nacht und Ruhe in Pausen am Tag. Außerdem ist die ach so schwere Regelmäßigkeit beim Essen, bei Bewegung, generell im Leben von Bedeutung. Regelmäßig essen bedeutet: vermeiden von Extremem. Also regelmäßig zwei oder drei Mahlzeiten am Tag essen, die ausgewogen und klein portioniert sind. Ausgewogen und wenig essen zugleich. Es ist hier von Bedeutung, spätabendliches Essen und viel Trinken, v. a. Alkohol, aber auch andere Drogen wegzulassen. Nach dem Essen sollst Du ruhen oder tausend Schritte tun. Das trifft hier besonders zu. Eine regelmäßige Siesta mit flachem Liegen lässt die Leber wieder Blut auftanken. Das Leberblut darf nicht weiter erschöpft werden. Das funktioniert mit viel Grünem auf dem Tisch und in den Mund. Damit ist aber nicht zwingend das grüne Salatblatt gemeint. Grünes kochen ist hier Thema. Dazu Petersilie, Kapuzinerkresse, Sauerampfer, Melisse, Malve, Artischocke, Mariendistel, das sind wertvolle Leberförderer. Früher wurde Lebertran verabreicht, ein Fischöl. Heute sprechen wir wohl eher von den Omega - 3 - Fettsäuren und Vitamin D 3, die wir unterstützend zuführen können. Zur ToDo - Liste gehört unbedingt ein gemächliches Ausdauer-training wie Spaziergänge im Grünen, das Waldbaden und das Yin - Yoga, natürlich möglichst regelmäßig.

Die Farbe Grün wird hier ganz wörtlich genommen. Das Holz - oder Wind - Element wird immer grün untermalt dargestellt. Wie die Natur, der Wald, die Bäume eben auch. Diese Natur dürfen wir uns wieder in unseren Körper zurückbringen, damit die Natur der Leber gefördert wird, um den Kopfschmerz zu lindern.

6.2.8 Alle Übungen zu meinem Shao Yang - Kopfschmerz

Verschaffe dir einen Überblick über alle 13 Physiopressur - Punkte - Bereiche (s. Abb. 85) und mache immer wieder Pausen zum Nachspüren.

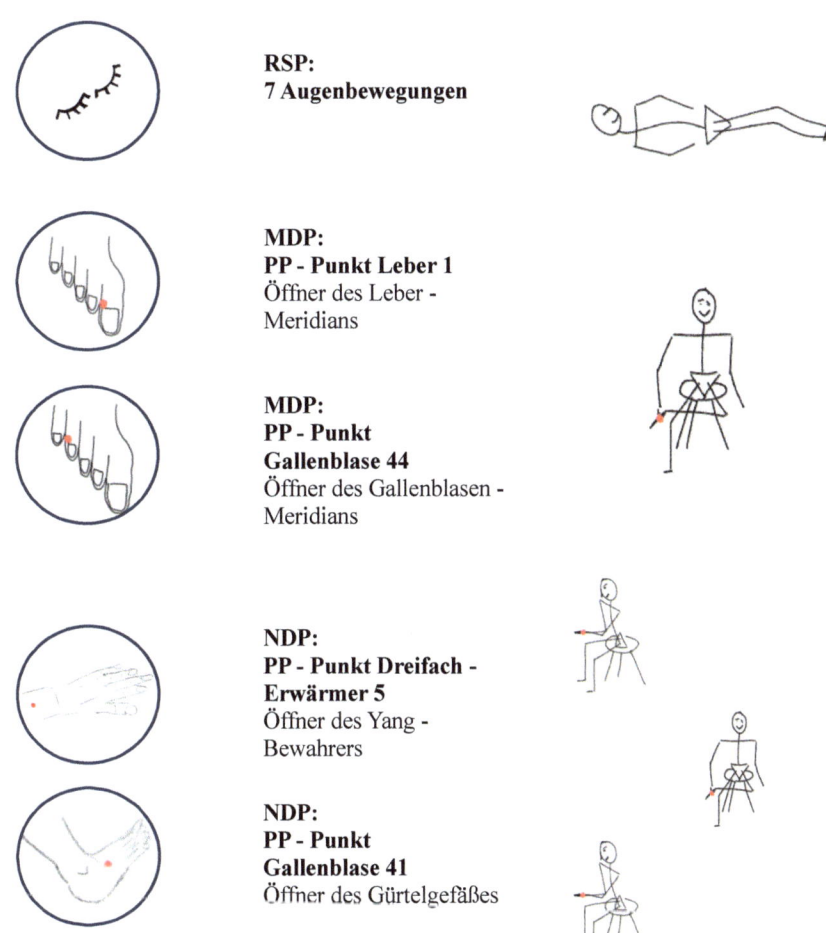

RSP:
7 Augenbewegungen

MDP:
PP - Punkt Leber 1
Öffner des Leber - Meridians

MDP:
PP - Punkt
Gallenblase 44
Öffner des Gallenblasen - Meridians

NDP:
PP - Punkt Dreifach - Erwärmer 5
Öffner des Yang - Bewahrers

NDP:
PP - Punkt
Gallenblase 41
Öffner des Gürtelgefäßes

Abbildung 85: Physiopressur bei Shao Yang - Kopfschmerz

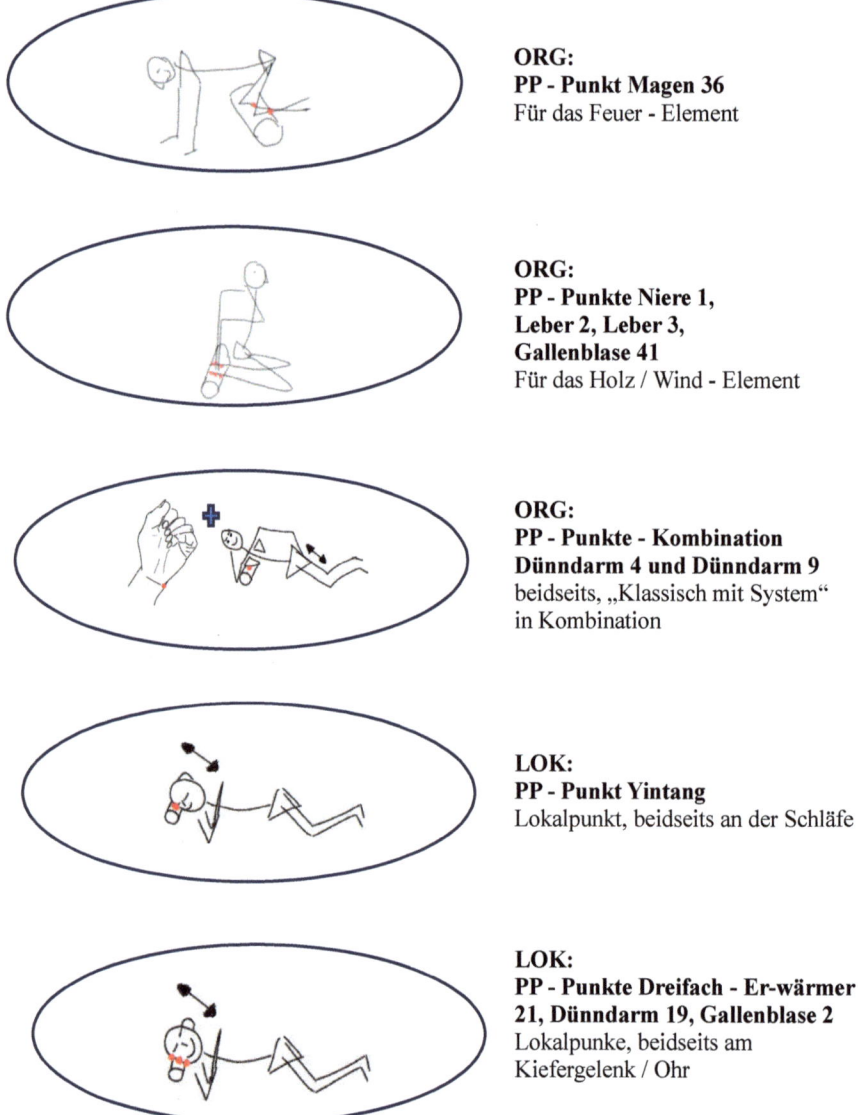

ORG:
PP - Punkt Magen 36
Für das Feuer - Element

ORG:
PP - Punkte Niere 1,
Leber 2, Leber 3,
Gallenblase 41
Für das Holz / Wind - Element

ORG:
PP - Punkte - Kombination
Dünndarm 4 und Dünndarm 9
beidseits, „Klassisch mit System"
in Kombination

LOK:
PP - Punkt Yintang
Lokalpunkt, beidseits an der Schläfe

LOK:
PP - Punkte Dreifach - Er-wärmer
21, Dünndarm 19, Gallenblase 2
Lokalpunke, beidseits am
Kiefergelenk / Ohr

Fortsetzung 1 Abbildung 85: Physiopressur bei Shao Yang - Kopfschmerz

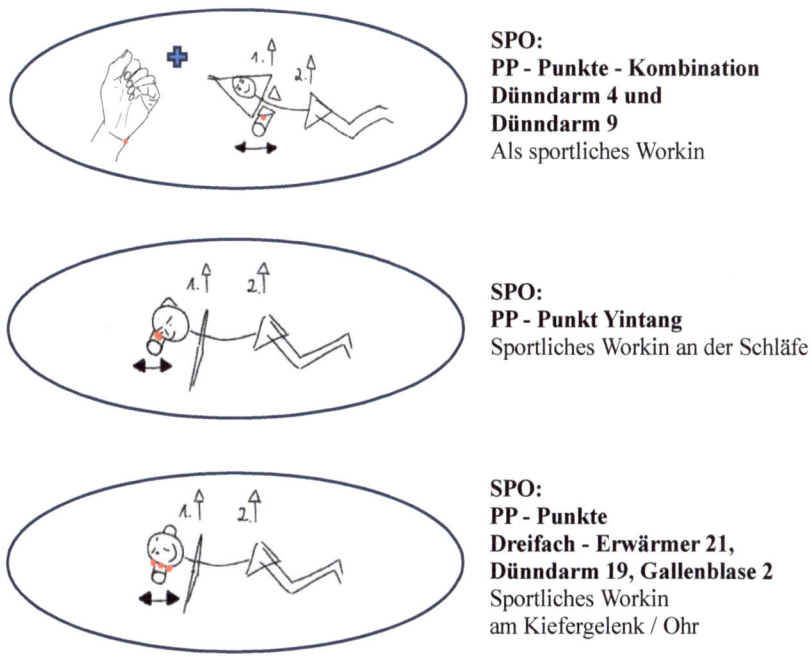

SPO:
PP - Punkte - Kombination
Dünndarm 4 und
Dünndarm 9
Als sportliches Workin

SPO:
PP - Punkt Yintang
Sportliches Workin an der Schläfe

SPO:
PP - Punkte
Dreifach - Erwärmer 21,
Dünndarm 19, Gallenblase 2
Sportliches Workin
am Kiefergelenk / Ohr

Fortsetzung 2 Abbildung 85: Physiopressur bei Shao Yang - Kopfschmerz

Du hast nun Deinen Shao Yang - Kopfschmerz selbst reguliert (bekommen) mit 13 verschiedenen Physiopressur - Punkte - Regionen und einem Ernährungs - Bewusstsein dazu. Dies dient auch der Prophylaxe. Bedenke, dass alle drei Sektoren miteinander in Fluss kommen und, dass zu jeder ausgewogenen Physio-Code® - Therapie auch ein kleines Ausdauertraining gehört, wenigstens einen kleinen 30 - minütigen Spaziergang pro Tag.

Herzlichen Glückwunsch!

und nicht vergessen:

Keep on rolling!

Von den Punkten zu den Sternen

7 Das allgemeine Prinzip deines Physio-Codes®

Das allgemeine Prinzip deiner Physio-Code® - Analyse und - Therapie gilt bei Beschwerden jeglicher Art, nicht nur bei Kopfschmerz. Im Physio-Code® ist von Bedeutung, ein eher aktives Vorgehen bereits während oder nach einer westlich verstandenen Diagnose. Es ist das Ordnungsprinzip von der Atmung, der Meridian - Analyse und - Therapie und Ernährung der drei Sektoren. Zusätzlich beurteilst du selbst deinen Schmerz mit Hilfe der Schmerzskala. Neben Atmung und Ernährung suchst du dir den Ort deiner Beschwerden und den passenden Meridian oder Akupunktur - Punkt dazu, um mit der Physiopressur an den entferntesten Distanzpunkten beginnend bis zum Lokalpunkt vorzudringen. Den Abschluss bildet ein sportliches Workin zu den Organen im betroffenen Sektor. Dieses Prinzip der Meridian - Analyse und - Therapie ist in China in der TCM, der Akupunktur, wesentlich verbreiteter als bei uns im Westen. Die praktische Vorgehensweise, wie sie im Physio-Code® gelebt wird, verhilft zu einer effizienten Selbsthilfe mit der Physiopressur. Sie ist neu. Die Physiopressur mit den Fingern oder der Rolle ist als moderne Version der Akupressur von mir entwickelt worden, um konventionellen medizinischen Abhängigkeiten vorzubeugen oder sie zu begleiten. Die Physiopressur versteht sich als eine Schmerzkonfrontation. „Das Erkennen schlägt die Wunde und heilt sie" (Georg Wilhelm Friedrich Hegel, dt. Philosoph, 1770 - 1831). Das Erkennen und Leben der drei Sektoren ist für die Physiopressur fundamental. Über die Peripherie wird der betroffene Sektor zunächst vorbereitet, um schließlich im lokalen Schmerzpunkt des Sektors anzusetzen, die Blockaden aufzulösen. Ist der Sektor befreit, können alle drei Sektoren wieder frei fließen. Die symptomatischen Sektoren 1 bis 3 sind es, innerhalb derer du die Meridiane und Organe wieder in Fluss bringst, die Blockaden auflöst, eben nicht nur Kopfschmerzen besiegst. So ist dein Flow wieder gesichert. Alle drei Sektoren im gleichen Maß zu erhalten und zu fördern, ist sowohl der Weg als auch das Ziel. Dies gilt ebenso als Prävention für alle Schmerzsymptome oder Blockaden im Körper. Also, bleib dran an Bewegung mit Berührung, „keep on rolling". Weiter geht´s in deinem natürlichen Flow.

Möchtest du noch tiefer eindringen in die TCM - Materie dann helfen dir die fünf weiteren TCM - Theorien (13). Dazu gehören ganz klassisch:

Erstens die Yin - Yang - Lehre, zweitens die Fünf - Elemente - Theorie, drittens die Lehre der Organuhr und viertens die kosmologische Sequenz mit der Lehre, dass Milz/Pankreas und Magen die zentrale Versorgung aller Organe darstellt. Zusammen mit der fünften, meiner neuen Theorie, der „Fünf Ebenen für Training, Heilung und Resilienz" (s. Kap. 1, Abb. 1 und Kap. 3, Abb. 5), bilden sie die Grundlage für deinen Physio-Code®. **Ich stehe dafür ein**, dass das Wind - oder **Holz - Element mit der Leber** und der Gallenblase und das **Metall - Element mit der Lunge** und dem Dickdarm, die alles verbindenden Elemente sind. Ganz übungsorientiert gedacht, stellen die Leber und die Lunge die Brücken aus Elektromagnetismus (Berührung) und Intuition (latein. *intuitio* unmittelbare Anschauung = Atmung) zwischen körperlich Irdischem und dem geistig Himmlischen dar.

Diese zwei Brücken vernetzen uns (s. Kap. 1, Abb. 1 und Kap. 3, Abb. 5). Die Leber stellt über „**Berührung**" die Brücke zwischen Körper (Fleisch, Blut-gefäße, Milz) und Geist (mentale Ebene, Herz). Die Lunge bildet mit Hilfe der „**Atmung**" die Brücke zwischen Geist (mentale Ebene, Herz) und Universum (Natur, göttliche Ebene, Nieren). Zur Förderung beider Brücken bildet „**Bewegung**" die Grundvoraussetzung. Sind dir diese Lehren vertraut, kannst du dir mittels Bewegung in Kombination mit diesen zwei elementaren Brücken (Element Metall - Lunge - Atmen und Element Wind - Leber - Be-rühren) deinen Körper (Element Erde), deinen Geist (Element Feuer) und deine Seele (Element Wasser) vereinen. Mit den praktischen Übungen des Physio-Codes® dazu, erreichst du so ein immer gültiges Anti - Schmerz oder Anti - Beschwerden - Programm, um dir selbst zu helfen. So findest du zur Verbundenheit mit der Natur zurück, zu einem harmonischen Sein von Körper, Geist und Seele.

Viel Spaß und Erfolg dabei, wünscht dir weiterhin Jutta.

Ende?

Nur für diesen irdischen Moment.

Literaturverzeichnis

1   Streng J. Der Physio-Code® - Moderne Faszientherapie mit der TCM auf den Punkt bringen - Ein Handbuch für die Praxis. BoD: Norderstedt 2024. Organuhr: 74

2   Coles N. et al. A multi-lab test of the facial feedback hypothesis by the Many Smiles Collaboration. Nature human behaviour. 20.02.22. ttps://www.nature.com/articles/s41562-022-01458-9. Zugriff am 02.09.2024. 13.49 Uhr

3   Streng J. Der Physio-Code® - Moderne Faszientherapie mit der TCM auf den Punkt bringen - Ein Handbuch für die Praxis. BoD: Norderstedt 2024. Die fünf Physio-Code® - Ebenen: 24 etc.

4   Goethe J-W. Faust, eine Tragödie – Der Tragödie erster Teil. Cotta: Tübingen 1808. 34

5   Streng J. Der Physio-Code® - Moderne Faszientherapie mit der TCM auf den Punkt bringen - Ein Handbuch für die Praxis. BoD: Norderstedt 2024. Metall: 103-107, Erde: 125-129

6   ebd. Kosmologische Sequenz: 84

7   ebd. Wasser: 108-112, Feuer: 119-124

8   ebd. Emotion Wut: 72, 100

9   ebd. PP - Übung für das Holz - / Wind - Element: 117-118

10   Mi H-F. The Systematic Classic of Acupuncture and Moxibustion: Huang-Ti Chen Chiu Chia I Ching (Jia Yi Jing). Blue Poppy Press: Boulder (Colorado, USA) 2004.

11   Streng J. Der Physio-Code® - Moderne Faszientherapie mit der TCM auf den Punkt bringen - Ein Handbuch für die Praxis. BoD: Norderstedt 2024. Holz/Wind: 113-118, Feuer: 119-124

12   ebd. Overflow: 106

13   ebd. TCM - Theorien: 69-84

Danke schön

Liebe Kopfschmerzgeplagte,

die ihr trotz eurer Probleme, euch aufmerksam um euren Körper
gekümmert habt und in euch hineingespürt habt.
Ich hoffe, ihr konntet euch mit meinen Übungen helfen.

Danke, dass ihr mich gelesen und mit mir geübt habt!

Liebe Grüße und beste Gesundheit.

Eure Jutta Streng

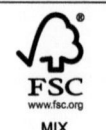